精神科医Tomyの

心の不安を取り除いて、寝る前に気持ちをスッキリさせる魔法の言葉

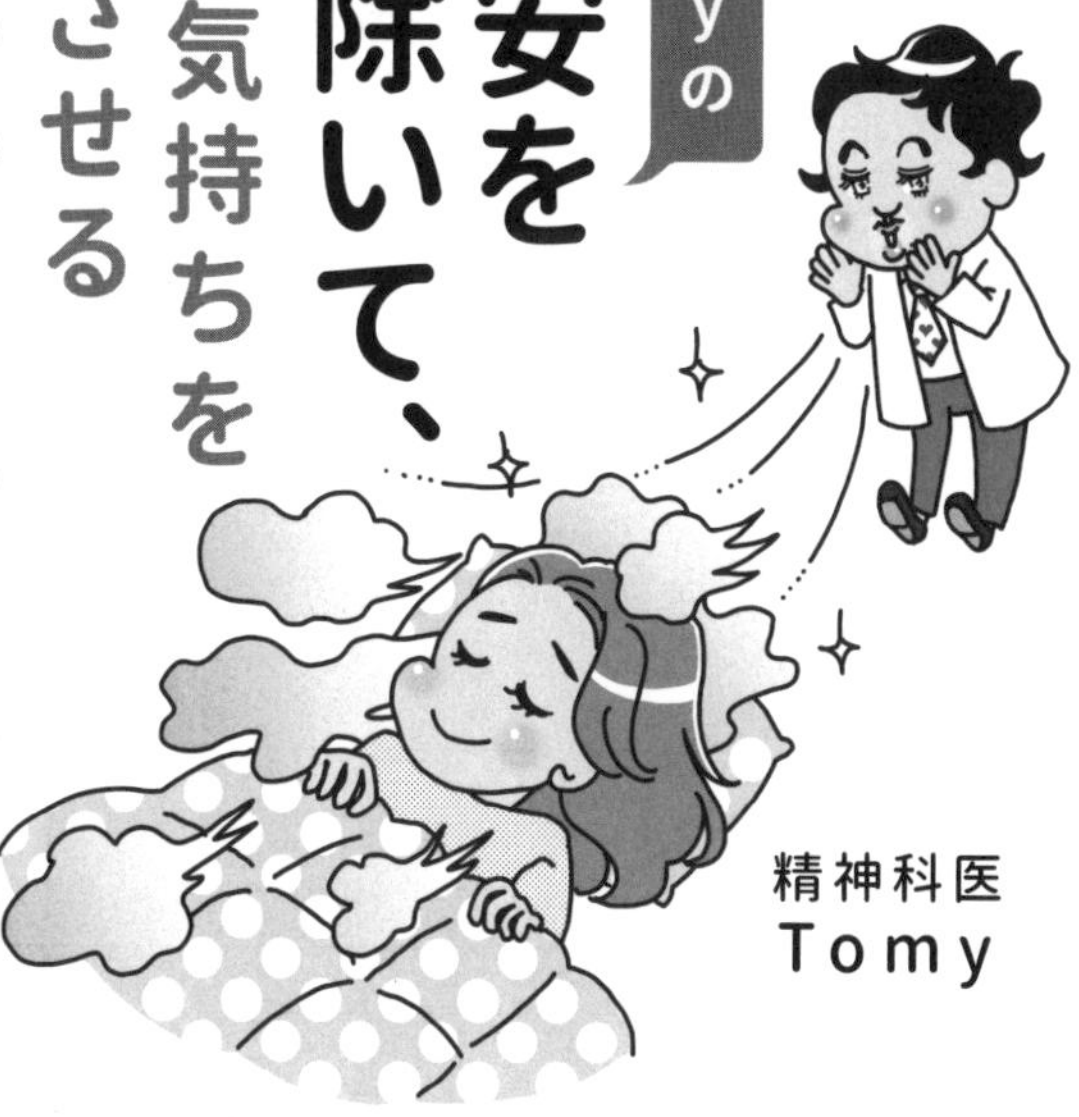

精神科医
Tomy

エムディエヌコーポレーション

はじめに

実はアテクシ、睡眠が苦手です。もともと寝つくのが苦手で、何かあるとすぐ寝つけなくなる。そして、寝不足になると翌日の気分が最悪で、頭も働かない。それがまた怖いのです。中学生頃からそんな日が少しずつ出てきました。そんなわけで、ありがたくないことにアテクシは「眠れない」ことに関してはもうベテランです。眠れないときにどうしたらいいいか、どう考えたらいいいか、色々と試行錯誤してきました。

たとえば、昔は寝つけないと時計をチェックしていました。チェックすると、結構変な時間になっている。やばい、早く寝なきゃ。焦ってまだ眠れない。そんなことを繰り返すうちに、時計を見るのをやめてみました。すると、前より楽になっている。気がつけば自分の中に眠れないときのノウハウがいっぱいたまっていたのです。

もちろんあまり眠れない日が続くようでしたら、ちゃんと精神科で治療をすべきです。でも、そこまででもない日常的な「眠れない」もある。きっとそんなことで悩んでいる方は大勢いるはず。そこでアテクシの中のノウハウを生かして、この本を書きました。

なかなか眠れないアナタ、ぜひ中をのぞいてみてください。きっと何か役に立つ発見があると思います。

精神科医Ｔｏｍｙ

目次

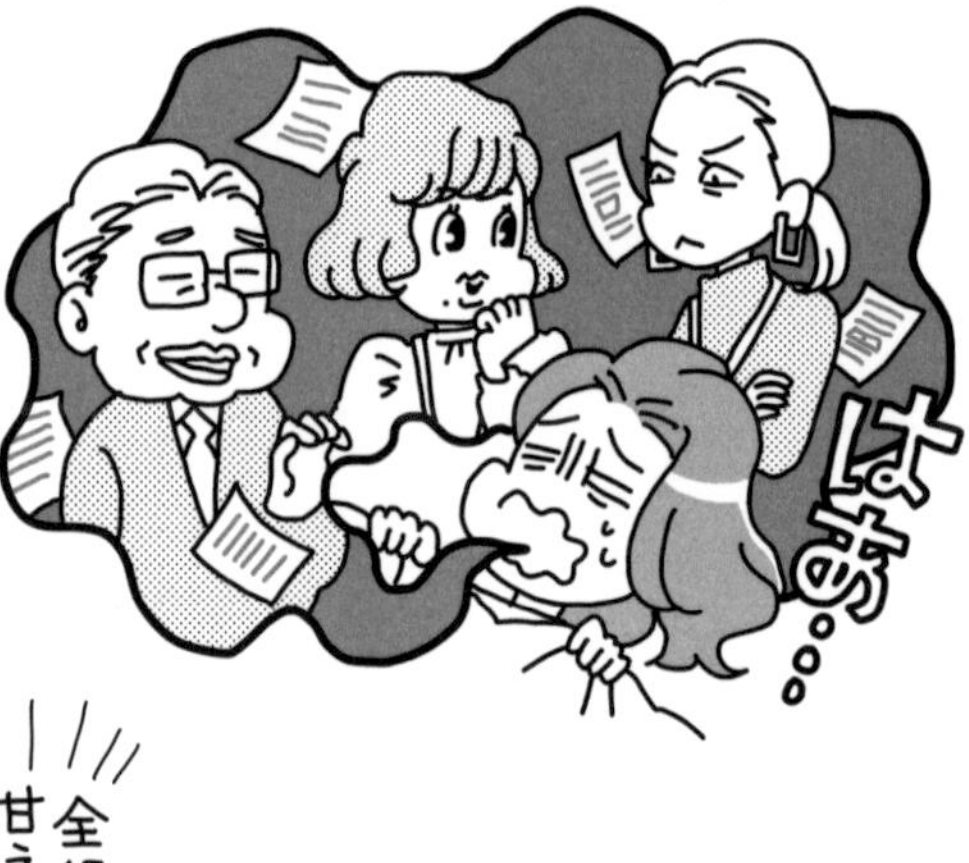

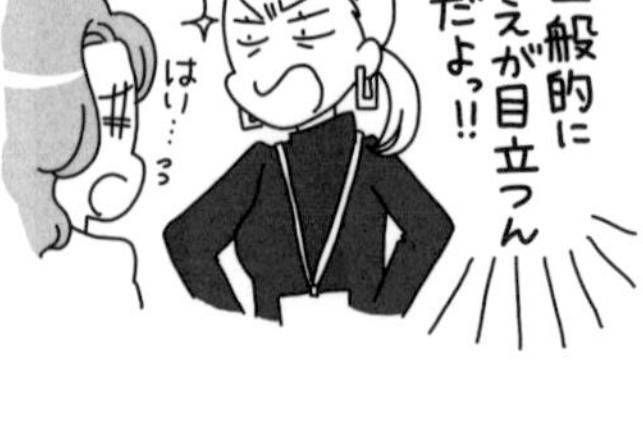

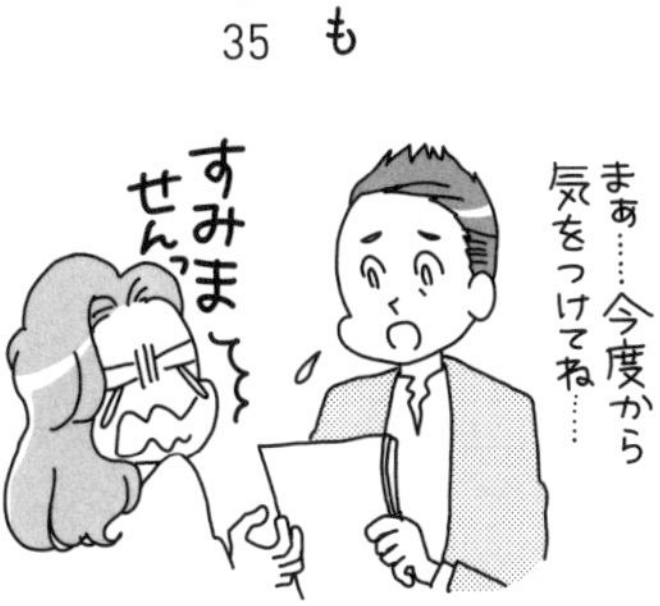

まぁ……今度から気をつけてね……
すみませんっ

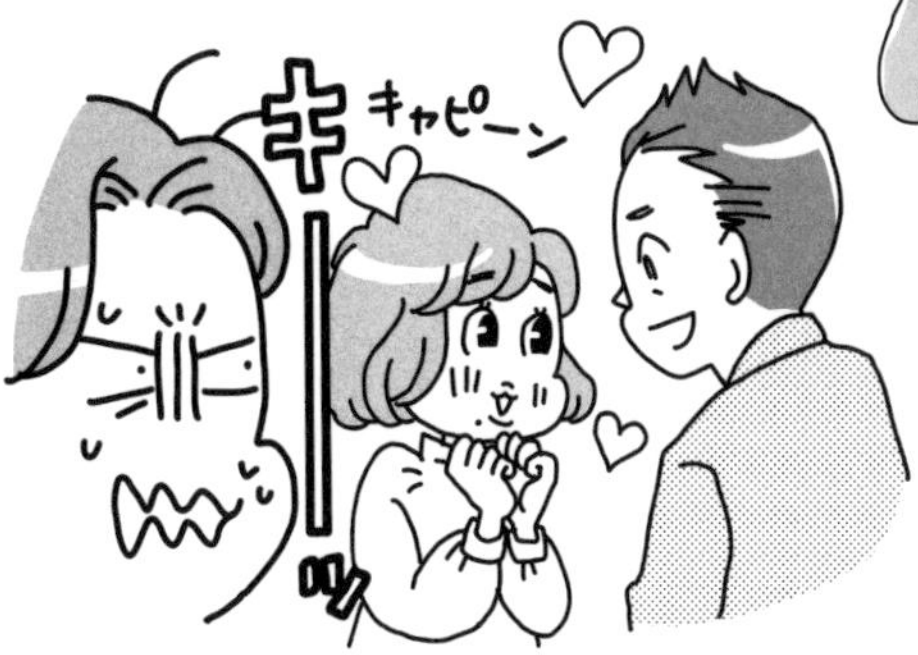

キャピーン
キーッ

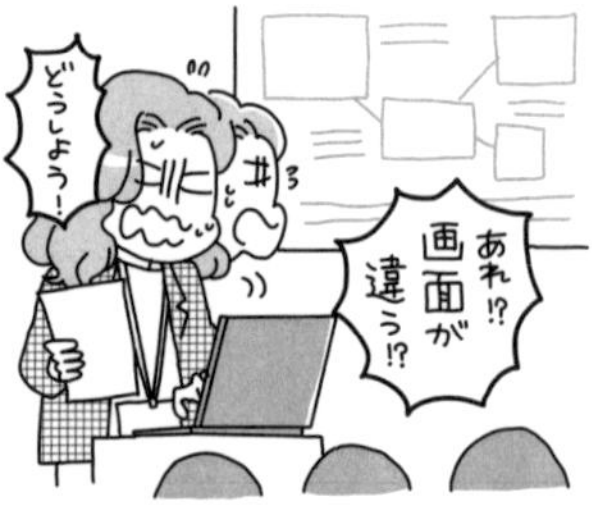
あれ!? 画面が違う!?
どうしよう…

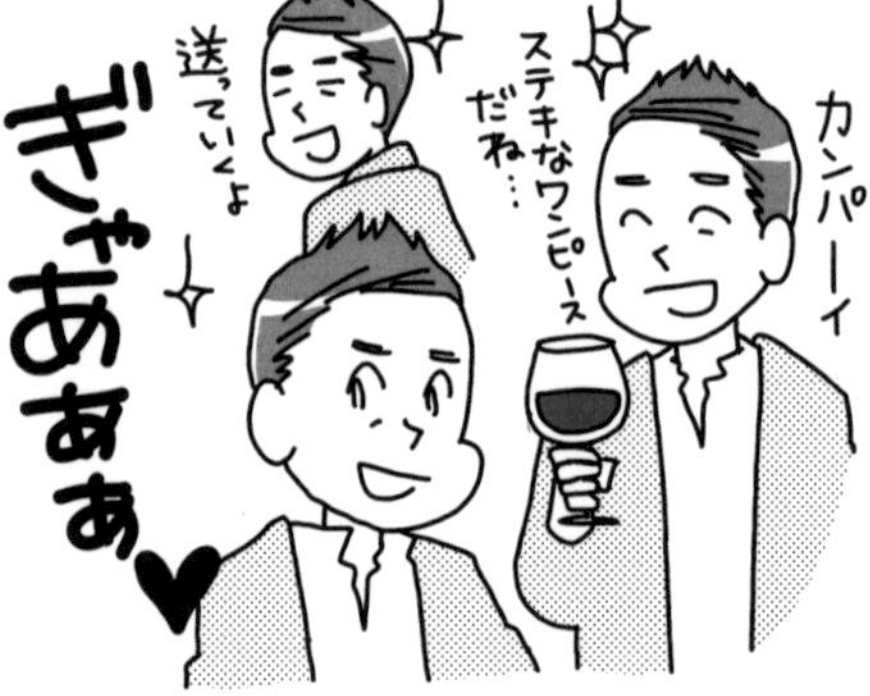
カンパーイ
ステキなワンピースだね…
送っていくよ
ぎゃあぁぁ♥

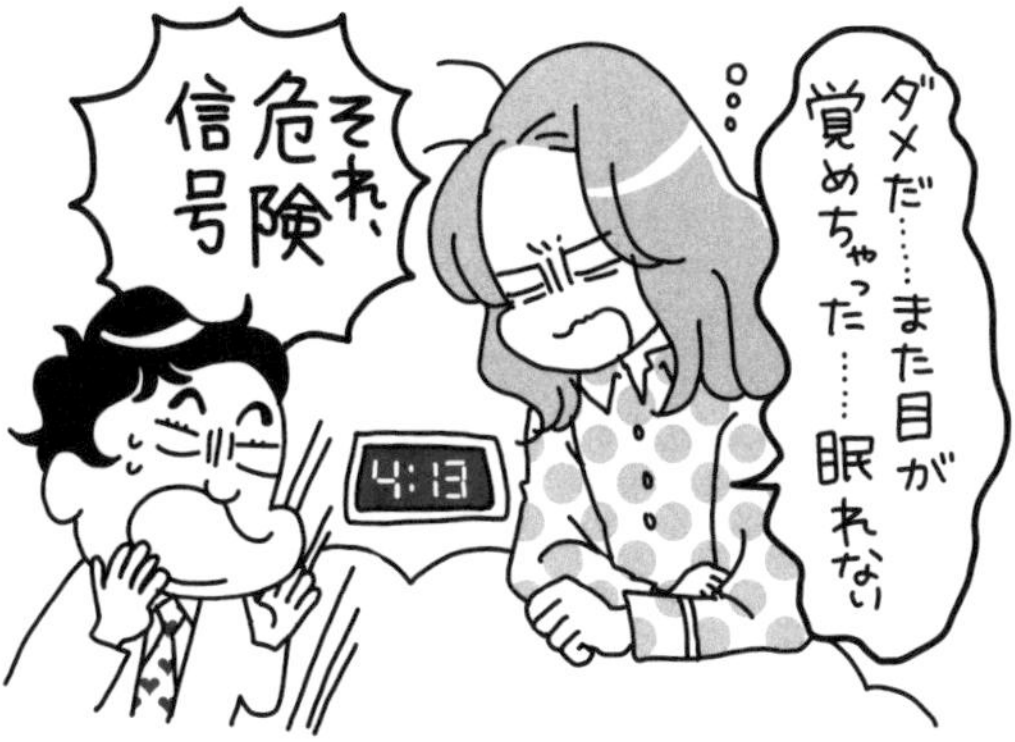
ダメだ……また目が覚めちゃった……眠れない
それ、危険信号
4:13

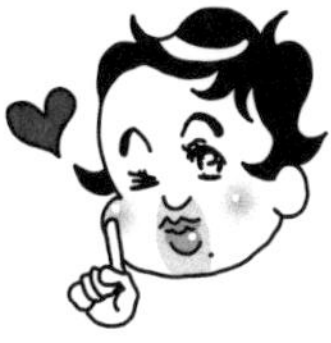

プロローグ

帰宅したのは夜10時。最近残業が多く、この一か月はもうずっとこんな感じだ。入社五年目のＯＬ水谷楓《かえで》（27歳）は、アパートの部屋の鍵をあけると、一目散にベッドに向かい、そのままバタンと倒れこんだ。

今日も疲れた。もうやだ。

それからしばらくは、足先も手先も、ピクリとも動かす気になれない。かといってそのまま寝落ちすることもできず、静止したままボーッとする。

「ああ、シャワーしなきゃ、着替えなきゃ、歯を磨かなきゃ、キッチンを片付けなきゃ………」

色々と考えてはいるのだが、この当たり前のことをするエネルギーがかろうじてわいてくるまで私はこうしているしかない。数分？　いや10分？　日によっては30分。フリーズした自分の体をむち打って動かす。

やがて日付が変わるころ、私はやっと床につく。ここからぐっすり眠って全ての疲れをとる。といきたいところだが、最近はそうもうまくいかないのだ。

あ――――来週やらなきゃいけないプレゼンテーション、テーマ何にしよう。まだ何にもやってないな。プレゼンが苦手で全然イメージわかない。

それに、最近課長の当たりがきついよな。私、何かやったかなあ。新しく来た新人も私が指導する係なんだけど、反応なくて何考えてるかちっともわからないし。「はい」「はい」って言うだけ。何もできないままだったら怒られるの私なんだけど。明日も朝からこいつと組むんだよな。

あと担当の営業先、あのおっさんいつもセクハラすれすれの発言すんねん。あー、なぜか私大阪弁になった。明日電話かけたくない………。あと今一番気になるのは最近ＬＩＮＥ交換した服部くんよ。合コンで交換して、返事は来るんだけど、こっからどうもっていけばいいの。向こうからリードしてよ。私に興味ないんかな。

ぐちゃぐちゃぐちゃぐちゃ。寝る前に色々考えてしまう私の癖。さっきまで疲れて眠くて仕方がなかったくせに、頭がまた冴えてきたよ。あ――――どうすればいいいんだろう。


そこから数分間。私はなんとか寝ようと格闘していたが、あきらめてテレビをつけた。30インチちょいの外国製の有機ELテレビ。めっちゃ安売りされていたのでついつい買ってしまったのだ。

こいつがあるのが今の私の生活の唯一の癒やし。特にこのテレビはWi-Fiにつながって、直接ユーチューブが見られるのだ。眠くなるまでユーチューブでも漁《あさ》ってみよう。検索ボックスに「寝る前　考え事」と入力すると、続々とリストが出てくる。その中で私はふと、ある動画が気になった。

『精神科医Ｔｏｍｙの人生クリニック』

精神科医Ｔｏｍｙ？　なんだこれ。サムネイルには、うるるんとした瞳の白衣姿のおじさんのキャラクター。精神科医が、こんな私にぴったりの解説をしてくれるのかもしれない。そう考えて私はその動画をクリックした。

え。何。

すると突然、テレビは真っ暗になってしまった。私、電源触ったっけ。いや、画面の下の小さなランプは青く光っている。電源は切れていない。私はカチカチとリモコンのありとあらゆるボタンを押した。

何も反応がない。

え、故障？　やっぱり安いから？　ちょっと最悪じゃない。私は軽くパニクっていた。手元のスマホで色々調べ、やっぱり故障かなと思いかけたとき、私はあることに気がついた。

画面のど真ん中に小さな白い光が点滅している。見ていると、どんどんその白い光が大きくなってきた。チカチカしながらその白い光が指先ぐらいの大きさになったとき、私はその白い光が人間の形をしていることに気がついた。

これは、精神科医Ｔｏｍｙのキャラクターだ。少しぞくっとしながらも、私はＴｏｍｙのアニメーションから目が離せなくなった。Ｔｏｍｙはどんどん大きくなっていく。よく見ると光っている足がチカチカと動いている。

そう、彼はこちらに向かって歩いてきているのだ。やがてＴｏｍｙの姿はどんどん大きくなり、ほぼ画面いっぱいになった。

「ひい」

私は思わず悲鳴を上げた。というのも、画面がおかしくなっただけではなく、テレビの表面がボコボコと膨らみ始めたのだ。そして、画面から何かが出てきた。白いヒトデのような物体。違う、これは手だ。

「うはあああああああああああ」

手はぐにゅりと飛び出し、腕が、もう一本の腕が、そして、つぶらな瞳のおじさんの顔が、次々と画面から出てくる。そう、どこかで見たホラー映画のように。

「ばあああああ」

「何よ。『ばあああああ』って。アテクシ、精神科医Ｔｏｍｙ。よろしくね」

白衣のおじさんは、そう言いながらウインクした。

カルテ 1

主訴

寝る前に色々考えてしまい眠れない

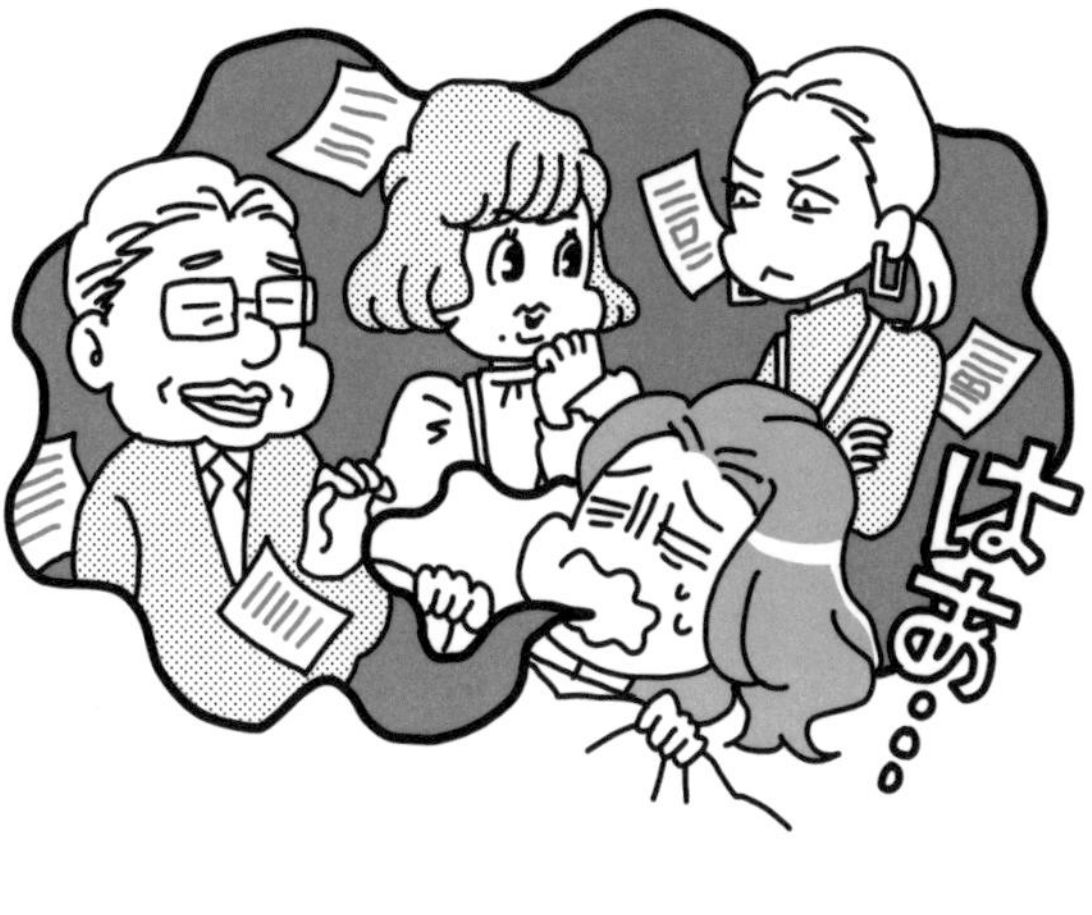

「あ、あの、アナタは誰」

「嫌ねえ、今のアテクシの話、全く聞いてなかったの？　アテクシはＴｏｍｙ。精神科医よ。で、今日はどんなことでここにいらっしゃったの」

ここにいらっしゃったも何も、アナタが勝手にやってきたんですけど。

と言いたいのを必死に抑えながら私は言った。

「どんなことでって？」

「アテクシを呼び出したからには、相談したいことがあったんでしょ？」

「いや呼び出したつもりは」

「ひゃだ！　アナタ、アテクシを呼び出すコマンドを押したのよ。テレビのリモコンでＸＹＺと押してから、アテクシのチャンネルをクリックしたでしょ」

ＸＹＺ？　もしかするとリモコンをいじっていた時、左肘がボタンに当たっていたのかもしれない。

「アテクシは呼ばれたらこうやって画面から出てきて人助けをしているの。というわけで、お話ししてくださいます？」

そう言ってＴｏｍｙは、私のお気に入りのソファにどっかり腰を下ろした。しょうがない。悩みがないわけではないから、とりあえず相談してみよう。話が終わったら消えてくれるかもしれないし。

「え、えっと。最近の悩みというと、寝る前にぐちゃぐちゃ考え事して眠れないってことかな」

「ふんふん、よくありがちね。特にアナタみたいに、しまりがなさそうなタイプは。で、何考えるのよ。具体的に。も――――っと具体的に」

「えええええっと。えっと、えっと」

急に具体的にって言われてもすぐ出てこない。

「あ――、色々考えながら話すの苦手なら、書き出すといいわ。はい、これに書いてみて。箇条書きで」

いつの間にやらＴｏｍｙはピンク色の便箋とピンク色の万年筆を持っていて、私に手渡した。

箇条書き。箇条書き。私は、さっきまでうんうんと考えていた内容を思い出しながら、1つずつ書いていった。自分の考えていることを書き出すというのはやったことがなく、案外難しかった。

「もう書けた？」

「はい、こんなんでいいでしょうか」

便箋と格闘すること数分、私の「寝る前に考えていたことリスト」はこうなった。

・プレゼンのテーマが決まらない。
・課長の当たりがきつい。
・新人の指導が嫌。
・セクハラをする営業先が嫌い。
・合コンで知り合った人とどう進展させていいのかわからない。

Ｔｏｍｙはリストを見ながら、いささかオーバーにうんうん頷いていた。

「ふ――ん、なるほど！　ではこのリストをこうしましょ！

「え————い」

そしてなんとTomyはリストをビリビリと破り出したのだ。

「あっ、何するんです」

「大丈夫よ。全部破るわけじゃない。はい、これ」

Tomyは短冊状になった一枚の紙きれだけを私に渡した。そこには、私の書いたリストの1つだけが残っていた。

・プレゼンのテーマが決まらない。

「リストのうち、何か具体的にやらなければいけないものだけ残したわ。本当はこれもアナタにやってもらったほうがいいんだけど、今日アテクシ忙しくってね。アテクシが先にやってあげたわ」

「具体的にやらなければいけないもの？」

「そう、アナタのリスト、これ以外は結論がすぐ出ないものばかりじゃない。なんとなくモヤモヤしているだけ。そうじゃなくて、ちゃんと具体的にやるべきものだけを残す。これが大切なことよ」

確かに、私が考えていたことのほとんどは、結論が出るようなものではないし、すぐ対応できるわけでもない。具体的に考えるべきことはたった1つだった。


「ああ、ほんと。だいぶすっきりしました。それでは、プレゼンを……」

「待った！」

そう言ってTomyは片手を大きく開いて前に突き出した。まるで歌舞伎役者のようなオーバーリアクションで、私は正直、少し引いた。

「へ」

「今からプレゼン考えるの？」

「ええ、考えることがだいぶ減ったので」

「これから寝るんでしょ」

「はい」

「これから寝る時に、プレゼンのこと考えてどうするの」

確かに。それもそうだ。

「考えるべきことを減らすのも大切だけど、それよりもっと大切な方法があるの」

「そ、それはなんですか？」

私の返事を聞くや否や、Ｔｏｍｙは大きなホワイトボードをどーんと取り出した。こんな大きなもの一体いつの間に用意したんだろう……。

「これよ。はい、これ読んでみて」

「え、えっと。『一日を朝から始める』ですか？」

「はい、その通り。どう？　感動した？」

感動？　感動？　私の頭の中をヒヨコがピヨピヨ歩いていく。

「え、当たり前じゃないですか」

「んも――、わかってないわねえ。アナタいつも寝る前に色々考えているんでしょ」

「はい」

「そして、今から寝ようというのに、プレゼンのこと考えようとしてたでしょ」

「は、はい」


「それって、明日のことを今から始めているようなものよね」


そ、そうか。寝る前に色々考えるということは、考え事を前倒ししているようなものなんだ。私のはっとした顔を見て、Ｔｏｍｙは満足気に言葉を続けた。

「そうよ。寝る前に色々考える人は、寝る前に明日のことを考える。明日のことを考えても、その場で対処できるわけじゃないから、モヤモヤするのよ」

「な、なるほど。じゃあ、どうすればいいんです？」

「うんうん、もちろん教えてあ・げ・る。それでは、『一日を朝から始める音頭』スタート！」

Ｔｏｍｙはそう言いながら、謎のメロディーで歌い出し、踊り始めた。私は仕方なく手拍子せざるを得なかった。

「はい、ああしんど。じゃあ、まずステップ1ね。まず必要なものはスケジュール帳。アナタ、何かでスケジュール管理してる？」

「あ、はい。私はスマホのアプリのスケジュール帳使っています」

「うん、それでいいわ。で、やらなきゃいけないこと、考えなきゃいけないことは全部箇条書きにして、それをやるべき日に書き込みます」

「はい。それは既にやっています」

「うんうん、でもちょっとコツがあるのよ。たとえば、さっき考えていた『プレゼンのテーマを決める』。これもスケジュール帳に書いてる？」

「いや、それはいちいち書くことでもないかなと思って。でもプレゼンの日はスケジュール帳に書いていますよ」

「それよ！」

Ｔｏｍｙはいきなり声が大きくなった。私は小さく「ひい」とつぶやいてしまった。気がついたが、さっきからこの人、時々声が大きくなる。

「それって？」

「プレゼンの日をいきなり予定に書き込むから、アナタは何度も先の予定を見つめて『どうしようかな』とモヤモヤする。そんな風になっていない？」

そういえば。だからなかなか進まなくて、度々考えてしまうのだ。

「その使い方だと、『一日を朝から始める』ことができないのよ。予定は、その日にやる分を分割して書く。なるべく具体的に。だから、たとえば来週プレゼンがあるのなら、明日にはテーマを決める。明後日には資料を揃える。などと細かくわけて書きなさい。もうめんどくさいから、明日の予定に『プレゼンのテーマを決める』と書いちゃいなさい」

「は、はあ」

「うん、これでよし。そうすると、明日にはプレゼンのテーマを決めるから、今日はもう考える必要がない。モヤモヤ考えなくて済むでしょ」

本当だ。さっきまで来週プレゼンしなきゃいけないのに何も進めていないからモヤモヤしていた。しかし、しっかり予定をわけて書き込むことで、もうプレゼンについては漠然と考える必要がなくなっていた。

「本当ですね。ちょっとスッキリした」

「そう、これがステップ1の正しいやり方なのよ。アナタの頭の中の『決めなきゃいけないこと』はこのコツで、モヤモヤ思い出したら全部その日の予定にわけて具体的に書き込む。いいわね？」

「はい！」

「ではステップ2に行くわよ」

その瞬間、Tomyが変なポーズをし始めたので私は慌てて言った。

「あ、もう音頭はいいです」

「あ、そう」

Tomyはちょっとがっかりしていた。

「じゃあステップ2ね。ステップ2はスケジュール帳に書いたリストをチェックします」

「うんうん」

「ここで問題です。リストはいつチェックしますか？」

「うーん、えーと。普段からこまめに？」

「ぶ――」

「えー――、じゃあ前日？」

「ぶー――ぶー――。答えは当日の朝です」

「え、遅くないですか」

「ノンノン。いい？　今までやってきたことは、『一日を朝から始める』ためでしょ。前日の晩からチェックしたら、意味がなくなってしまうじゃない」

それもそうだ。

「でも、そんなギリギリで間に合います？」

「ステップ1を徹底すれば大丈夫よ。一日にやる仕事量を細かくしっかりわけて具体的に決めておく。逆に言うと『朝に確認しても問題ないように組む』のよ。まあ、明日何時に起きればいいのかぐらいは前日に確認してもいいわ。でも、何をするかまでは見ない」

「なるほど」

「じゃあ、残りのステップについて一気に説明しちゃうわね。

ステップ3『終わった仕事は当日の予定から消していく』。こうすると一日の終わりには全てのリストが消えているはず。そしたら、残りは全てアナタのご褒美時間！　何してもいいのよ。ひゃっほう！　となって寝る前には頭の中がスッキリして気持ちよくぐっすりできるというわけ。参考になったかしら？」

「参考になりました！」


いつの間にか私とＴｏｍｙはお互いの肩をしっかり抱き合って喜びに浸っていた。確かにこれなら寝る前の考え事がだいぶ減りそうだ。しかし、まだちょっとモヤモヤする。

「あれ、Ｔｏｍｙ先生。もしその日にやることが終わらなかったらどうすればいいんです？」

「ああ、その場合はね、締め切りが来ているわけじゃなければ、翌日のリストに加えればいいわ。とりあえず目標は『一日の終わりには頭を空っぽにする』ってことだから」

「なるほど了解です！」

「さて、今回のアテクシのミッションはこれで終わりね。じゃあアテクシ、次の予定があるから、帰るわね」

「次の方を助けに行くんですね？」

「いや、今アテクシの推しのVチューバー『さくら渚　こと姫』のライブチャット見に行くのよ。それではケツカッチンでお先にドロンします！　ドロン！」

そう言いながらＴｏｍｙはよっこいしょと足を上げ、テレビ画面の中に入っていった。煙幕が広がって姿が消えるとかじゃないんだ……。

解説

寝る前に色々考えてしまうアナタへ

寝る前に色々考えてしまう人は、考え事を前倒ししているようなものです。色々やるべきことや、問題点を思いついても、寝る前だから何も行動できません。だから、モヤモヤと問題を頭の中に残して、寝ようとしているわけです。それでは当然あまりよく眠れません。

また、こういうタイプの人は、ちょっと「頭が暇」になると、いろんなことをつらつらと考える傾向が強いのです。そしてそういうときに出てくるのはたいていネガティブなことです。

これを解決するには、3つの方法があります。それは「理想の思考パターンに変える」「頭をお暇《ひま》な状態にしない」「考えてしまったネガティブなことを書き出して整理する」です。

頭の使い方を変える必要があります。理想的な状態は、朝に今日やるべきことを確認し、終了したら頭の中のリストから消していく。寝る前には「今日やるべきことは全部終わった！」と解放された気分で床につく。こういう思考パターンです。

●頭をお暇な状態にしない

「頭が暇」な状態というのは、何かをするわけでもなく、ちょっと間が空いたときに現れます。つまり、寝る前のちょっとした時間。何かをするわけでもないけれど、まだ寝ついていないとき。寝る前に頭が暇になりやすいのです。

この対策としては、「頭がお暇な状態を作らない」「一旦考えてしまったネガティブなことを整理する」の2つがあります。

まず、「頭がお暇な状態を作らない」について考えていきましょう。

頭を暇にしないといっても、寝るギリギリまで仕事をするとか、そういうわけではありません。そんなことをすれば脳が活発に活動して、かえって眠れなくなってしまいます。頭が暇にならないというのは、何かに没頭するということです。寝る前なので、あまり頭や体を活発に使わないことがお勧めです。

たとえば、軽い読書。音楽を聴く。ストレッチやヨガ、軽い体操をする。なんでもいいです。イメージとしては、子供のころのイメージ。テストが終わった後、ウキウキしながらゴロゴロしませんでしたか？　マンガ読んだり、音楽聴いたり、気ままに何かに没頭しませんでしたか？　あんな感じです。

アテクシの場合でいうと、最近はこの時間ヨガをやっています。今は便利な世の中で、ヨガのレッスンも動画で沢山見られますから、「寝る前　ヨガ」などと検索して出てきた動画を10分ぐらいやってみます。ヨガは体の位置や、呼吸に集中しますから、いい感じに頭を使う。かといってゲームなどのように脳を使いすぎるということもない。ちょうどいいんです。

では次の対策、「一旦考えてしまったネガティブなことを整理する」について考えてみましょう。本当は頭をお暇にせず、ネガティブなことを考えないようにするのが良いのですが、なかなかうまくいかずに考えてしまうこともあるでしょう。一旦考えたことを忘れられればいいのですが、そんな簡単にはいきません。こういうときは、思いついたことを整理するのがいいと思います。

そこで物語の冒頭にもあったように、次の方法をやってみましょう。まずは、ネガティブなことの書き出しです。実際に頭の中にあることを、なるべく具体的に、箇条書きにする。これは頭の中にあるモヤモヤしたものの輪郭を、明確にするという行為です。

ネガティブなことの正体がわからないと、対応のしようがありません。漠然と深い霧の中を歩んでいるようなものです。この霧の中に、自分をネガティブにさせるものがあるはず、でも全体像はわからない。そして霧の中から時々顔を出したり、手に触れてくる。これでは、モヤモヤしたままです。

書き出すという行為は、自分が気になっていることを洗い出し、霧を晴れさせる効果があります。一旦書き出してしまえば「これが原因か」「今心配なことは全部でこれだけか」とわかるようになります。対処する一歩が踏み出せますし、相手の正体がわかるだけでも不安を軽減させる効果があるのです。

自分の中にあるネガティブな考え事をある程度書き出したなと思ったら、次は整理です。自分をネガティブな気持ちにさせているものであっても、実は特に対処する必要のないものや、そもそもネガティブに感じる必要のないものもあります。そういったものは全部カットしていきます。

そうすると、「今考えるべきことのリスト」だけが残ります。あとはこれらのリストを眺めながら、具体的に対応する方法を考えていきます。まず最終的な目標を考え、次にそれを達成するために必要な目標を細かく考えていきます。長期目標から中期的、短期的目標に因数分解していくわけです。

最終的には、明日やること、明後日やることぐらいにまで落とし込んでいくことを目標にします。そこまでできたら、スケジュール帳に書き込んでいきます。

ここまでで、「一日を朝から始める思考パターン」の下準備は完了です。まず朝起きたら、スケジュール帳を確認し、今日やるべきことをざっと眺めます。一日の中で、やるべきことが完了したら、それを消していきます。きっと宿題が1つ1つ減っていくような気持ちよさがあると思います。

もし、何かの事情で、やるべきことが今日中に終わらないときは、別の日のリストに付け加えてください。何らかの対策をすれば、今日やるべきリストは消していくことができます。

一日の終わりには、リストが全部消えていることでしょう。おめでとうございます！　あとは、もう好きなことをやって過ごしていいのです。

いかがでしょう。このやり方で、寝る前には色々考えなくても済むような思考パターンになっていることにお気づきでしょうか。

カルテ1 まとめ

●頭が暇な状態を作らないように、読書をしたり音楽を聴いたり、ヨガやストレッチをする。

●考えてしまったネガティブなことは、書き出して整理する！

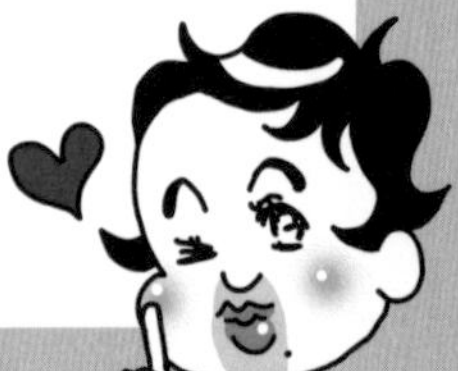

カルテ 2

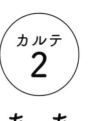

主訴

あの人のあの一言がどうしても気になってしまう

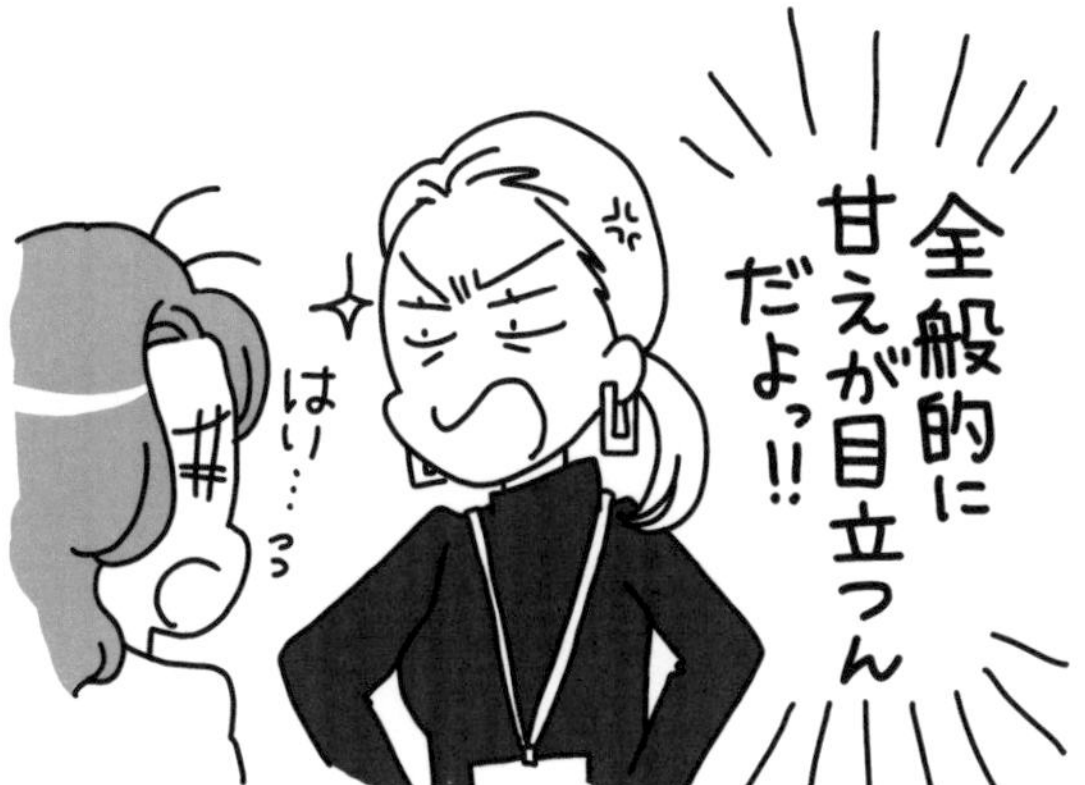

「ねえ」

いつものハスキーな大声が背中から飛んできて、私はびくっとした。雰囲気でわかる。絶対また私だ。

「ねえ、水谷さん」

やっぱり。私が恐る恐る振り返ると、そこには茶髪をきつく結んだ女性の顔があった。実年齢より少し若めのメイクが、気の強さを際立てている。

「は、はい。なんでしょう」

私は気圧《お》されて小さな声で返事するのがやっとだ。仕事には慣れてきたが、先輩の小原さんにはいまだに慣れない。

「お客さんのファイルさ、ちゃんとアイウエオ順に並べておいてって、前も言ったよね」

「は、はい。ごめんなさい」

小原さんの声はよく響き渡る。関係のない周りのスタッフも私のほうをチラチラとうかがっていた。

「アナタさ、いつも同じこと言わせるんだけど、ここもうそれなりに長いんだからさ。アナタのためを思って言うんだけど、全般的に、甘えが目立つんだよ。そうやって育ったのかもしんないけどさ」

「本当にすいません。これから気をつけます……」

「ただいまー」

私は、アパートの戸を開けるや否や、そうつぶやいた。といっても一人暮らしなので誰もいないのはわかっているのだが。そうでも言わないとやっていられない。

「おかえり」

へ。今おかえりってリビングから聞こえたよね。誰？

私は玄関にあったお気に入りの水玉模様の傘を引っつかんで、リビングに突入した。

「お疲れさま、遅かったね」

ソファに男が座っていた。私は傘を握る手の力を強めた。

「お前だれだあああああ」

くるっと振り返った男は、なんとテレビに消えていった男、Ｔｏｍｙだった。

「いやああねえ、アテクシよ」

「Ｔｏｍｙ先生！　なぜここに」

「まあ、話せば長いので、まずココアを入れてほしいわ。バンホーテンがあればそれで。あとバウムクーヘンある？」

「え、ありますけど……」

「じゃあそれもお茶うけにね」


「あらま、このココア美味しいわ。アナタココア作る才能があるわよ」

Ｔｏｍｙはココアを一口飲んで、ほほ笑んだ。

「ありがとうございます。で今日はなぜここに？」

「あのねえ、こないだアナタのお悩み解決したじゃない？　で、そのあと戻ろうと思ったらさ、『まだレポートの数が足りません』って言われて、院長に追い返されちゃったのよ」

「レポート？」

「うん、アテクシね、四次元空間の病院で働いているんだけど、専門医ってやつの資格更新中なのよね。で、アテクシもう更新期限が迫ってるのに怠けてたら症例足りなくなって。だから、この世に出てきて人助けして症例集めてたというわけ」

四次元？　専門医？　何が何だかちっともわからない。

「あら、話しすぎちゃったわ。あまりアテクシの事情知っちゃうと、アナタもただごとじゃすまないからこの辺でやめておくわね。簡単に言うと、もっとお悩み解決しないと、アテクシ自分の世界に帰れないのよ」

「そうなんですね。それはお疲れさまです」

「だから、症例が全部集まるまで、アナタの家にご厄介になるわね」

「はあああっ？」

嘘でしょ。

「んでさ、アナタまだ困ってるでしょ」

「え、私？」

「そうよ、アテクシにはわかるのよ。アナタはまだまだクヨクヨ悩んでいることがいっぱいあるわ」

確かに私にはまだまだ悩んでいることが沢山ある。我が家に居候する気なら、いっぱい相談に乗ってもらわないともったいない。


「じゃあ、早速いいですか。今日ちょうどあって」

「んふ、どうぞ」

「職場の先輩で、ちょっときついことグサグサ言ってくる人がいるんですよ」

「なるほど、何かひっかかって思い出してしまう言葉とかある？」

「はい、今日はこんなこと言われちゃって。

『アナタさ、いつも同じこと言わせるんだけど。全般的に、甘えが目立つんだよ』

Ｔｏｍｙは少しオーバーにうんうんと頷いた。

「なるほどー、確かに気が強そうな先輩ね」

「私なりにはがんばっているつもりなんですけどね」

「じゃあ、ここでクイズを出します」

ク、クイズ!?

「さて、ここはどこでしょう？」

「私の家……です」

「その通り。じゃあ、なぜ家なのに職場のことを考えているのでしょう？」

「なぜ……」

「もっと言うとね、**家で考えてもしょうがないのに、なぜ職場のことを考えているのでしょう？**」

私はその言葉に、ガンと頭を殴られたような気分がした。確かに考えても仕方がないのだ。

「確かに、その通りです。でも、頭に浮かんでしまうんですよ。どうしたらいいんですか？」

「ふっふっふ。そんなときは『**その悩み、その場所で**』**戦略**よ」

「その悩み、その場所で？」

「そう、ここはアナタの家。アナタ家のことで考えることある？」

「家のこと？」

「そう。たとえば家でやりたいこととか、家事とか」

うん。改めて考えると、それなりに色々とある。

「ありますねえ」

「だったらそれをこの紙に書き出してみて。箇条書きで、なるべく具体的に」

いつの間にやらＴｏｍｙは♡のデザインがちりばめられたキャピキャピなデザインの便箋を用意していた。

ええとええと。

・部屋の模様替えの計画をする。
・新しいゴミ箱を探す。
・アサヒヤマビールの新作５００㎖缶を開ける。
・アマゾンプライムで『めっちゃ恐竜公園』を見る

……

こんなところか。

一通りリストが出来上がり、私はＴｏｍｙにリストを見せた。

「あら、なんだか色気のないリストね。まあいいわ。気分どう？」

そういえば。少し気持ちが落ち着いた気がする。

「なんだかさっきの悩みが遠くなったような……」

「でっしょ――？。アナタの頭の中で、場所と悩みがリンクするようになったのよ。でも、またしばらくすると元に戻るから、何度も繰り返して。**場所が変わったら、その場所でやることや、考え事をする。**人間は別のことをしたり、別のことを考えると気持ちが切り替わるわ。嫌なことを考えるのをやめるというのは難しいのよ。それだったら、他のことを考えたり行動を変えるのがいいわ」

「なるほど。確かに効いていると思います」

「良かったわ」

「ありがとうござ……」

そういえば、まだ聞きたいことがあるのを忘れていた。

「あのう」

「何？」

Tomyはちょっとイラっとしているようだった。

「もう1つお伺いしたいことが」

「あ——、もうアナタ古畑任三郎みたいなこと言わないでよ。今からほりゅきのライブ配信に参加しようと思ってたんだから」
ラ、ライブ配信？
「まあ、いいわ。で何かしら」

「あの、そもそも元の悩みの、職場のきつい人への一言にはどう対応したらいいのでしょう」

「ああ、そんなこと。それは簡単よ。**全力で無視**」

えっ。全力で無視。そんなのでいいのだろうか。

「あらあ、こんなんでいいのって顔してるわね。いいのよ。だって、アナタの友達で、問題ある言動の人がいたら、きつい言い方する？」

　ううん。改めて考えてみると、おそらくそういう言い方はしない気がする。

親友のもちこが、最近八つ当たりが多くなったとき、私は喫茶店につれていって事情を聞いた。そのときは、彼女が夫とうまくいっていないと話をしてくれた。そのあと、彼女の八つ当たりはなくなったのだ。

「はい、確かにそうですね」

「きつい言い方をしても、相手には響かない。本当に必要な言葉なら、相手に届くように言うでしょう。まして関係性の薄い人に言われたのならなおさら気にしなくていいのよ。それは単に相手の八つ当たりだったり、マウンティングだったりするわ。だから『ごめんなさい』とか言って、適当に流しておけばいいのよ」

「なるほど……」

「じゃ、アテクシはこれで失礼するわね、ドロン」

　Ｔｏｍｙは「ドロン、ドロン」と小声でつぶやきながら、テレビのリモコンに手を伸ばした。

「ほりゆきさま――♡」

解説

あの人のあの一言がどうしても気になって眠れないアナタへ

「あの一言が気になって眠れない」という人の根本的問題は、「気持ちの切り替えが苦手」という点にあります。気持ちの切り替えが苦手なので、他の人ならさらりと流してしまうような言葉、あるいはちょっと引っかかっても気にせずに済むような言葉が何度もずっと思い出されるのです。

ではどうすれば気持ちが切り替えられるのか。問題は「気持ちを切り替えようとすること」にあります。気持ち、つまり感情というのはコントロールするのが実に難しい代物なのです。また気まぐれであり、一瞬で入れ替わったり、収まったはずの感情が何かの拍子にまたぶり返してしまったりします。

ちょっと実験してみてください。今の自分の気持ちをよく見つめてください。そしてさっきまでの気持ち、これからの気持ちを観察してみてください。自分を眺めるもう一人の自分がいるかのように。

すると気がつくと思います。機嫌がいいと思ったらちょっと変なことを思い出してイラっとしたり、またちょっとしたらそれを忘れていたり。さっきまでやる気があると思ったら、すぐ疲れてやる気がなくなったり。

もともと気持ちというのはそういうものなのです。そして気持ちというのは「意識すると逆にこびりつく」という傾向があります。「今のイライラをなんとかしたい」と思いすぎると「ああ、今自分はイライラしているな」と逆に認識し続けることになり、かえってイライラがとれなくなる。

一応トレーニングすれば、気持ちや感情をコントロールできるようになる人もいますが、時間はかかるし、大変なことです。そこでアテクシは次の方法をお勧めします。

気持ちを切り替えるには、行動や環境を変える。先ほど自分の気持ちを観察してもらったと思いますが、嫌なことをいつの間にか忘れているときもあったのではないでしょうか？ そしてそれはどんなときでしたか？

嫌なことをいつの間にか忘れているときは、たいてい違うことを始めたとき、場所など環境を変えたときではないでしょうか。気持ちというのは目の前の出来事に一番反応します。だから気まぐれなのです。

気持ちを切り替えるには、これを逆に応用してあげるのが一番確実で楽な方法です。つまり、嫌なことを思い出しそうになったら、あるいは思い出してしまったら、違うことをする。なるべく自分の気が晴れそうな、楽しいことがいいでしょう。あるいは無私になって集中できそうなことです。また、環境を変えるのも1つの方法です。外に出る、喫茶店や図書館に行く。そこまでいかなくても、風呂場でシャワーを浴びるとか、トイレに行くぐらいでも効果はあります。

この物語でもTomyは基本的に、この考えに基づいてアドバイスをしています。しかし、今回は特殊な状況があります。「あの人の嫌な言葉を思い出す」のは、寝る前であるということ。寝る前に行動を変えようとしても、さあこれから寝るぞというときですからそういうわけにもいきません。また、環境を変えようとしても、寝室にいるのですからそこから離れるわけにもいきません。

そこで今回Tomyが用意したのは、「その悩み、その場所で」という戦略です。行動と環境を関連づけることによって、気持ちを切り替えてしまおうという考え方です。嫌なことは職場で起きているので、職場で考えればいい。それより、今家の中でやれることを優先して考えていきましょうよ、という考え方ですね。

今やれること、今ここで考えることに集中すれば、職場での嫌なことは次第に追い出されていきます。

基本はこれだけで対策は十分ですが、さらに気になってしまう方にTomyは次のアドバイスもします。

きつい言い方をされたら全力で無視していい。

え、本当なの？　と思うかもしれません。しかし、人は本当に相手に物事を伝えたいときにきつい言い方になるのでしょうか。現実を淡々と指摘して、説得するように話すのではないでしょうか？

きつい言い方というのは多分に相手の攻撃的感情が込められています。言い方を変えれば相手は感情的になっているのです。感情的になっている人の言葉が、理性的なものであるはずがありません。ですからきつい言い方をされたら全力で無視していいというわけです。

もちろんアナタに非があって、きつい言い方になっている可能性はあります。でも相手が単純に不機嫌なのかもしれないし、マウンティングとしてきつい言い方をしているのかもしれない。あるいは演技として、何らかの意図があってきつい言い方をしているのかもしれない。真相はわからないのです。わからない以上、きつい言い方をされたら私に問題があるかもとだけ考えてモヤモヤする必要はないということです。

この場合のアドバイスとしては、そもそも全力で無視していい。それでも気になるのなら、「その悩み、その場所で」戦略で、今いる場所にまつわる良いことだけを考える。この2つの柱で対策しましょう。

カルテ2 まとめ

●その悩み、その場所で。行動と環境を関連づけよう！

●きつい言い方をされたら全力で無視！していい。

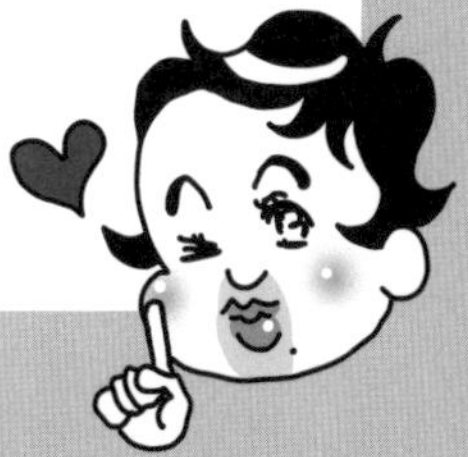

カルテ
3

主訴

自分のダメだったこと（仕事や人間関係など）を反省して眠れない

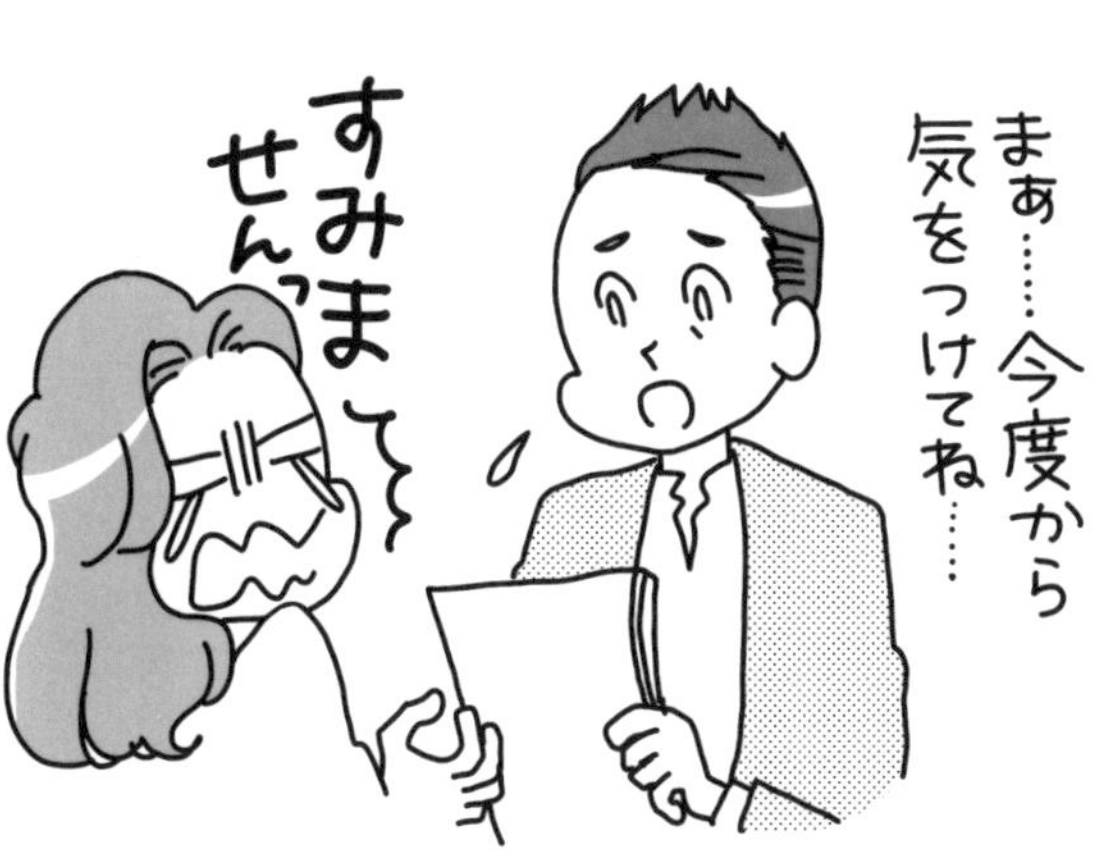
まぁ……今度から
気をつけてね……
すみませんっ
せんっ

「ふはあああああああ、やっぱり高校時代の友達はええわあああああ」

私は大声で独り言を言いながら、ベッドに全力で身を投げ出した。あまりいいマットレスではないのだろう。コイルがきしむ音を立てながら、ベッドはしばらく揺れていた。今私は京都の格安ビジネスホテルにいる。

何度も電話をしたりはしていたが、初音と会うのは高校卒業以来だった。私は東京、彼女は京都。急に話が盛り上がって、今回有休をとって彼女と会うことになったのだ。初音は「泊まっていったら」と言ったが、気を遣わせたくないと思い、ホテルをとったのだ。二人で居酒屋で飲みまくったせいで、手足はふらふら、頭には猛烈な眠気が訪れている。このまま一気に寝てしまえるだろう。

Ｔｏｍｙはあれから私の家に居座っている。ちょうど使っていない押し入れがあったので、そこで寝泊まりしていただいている。毎晩「おやすみ」と言いながら押し入れに入っていく姿はまるでドラ○もんだ。

本当はさっさと出て行ってほしいが、悩みを解決してくれるのでまあ、仕方がない。そんなＴｏｍｙも今日はここにはいない。やっぱり一人の方が気楽だな。

このますますうっと眠れ………。

根本社長。

あっ。ダメだ。頭に突然浮き上がってきた。またこのパターンだ。そう一週間前、私は仕事で大失態を犯してしまった。取引先の根本社長に確認してから進めなければいけない工程を、確認をとらずにやってしまった。慌ててアポをとって謝罪したが、いつも温和な根本社長があきれ気味に口にしたセリフがずっと心に残っている。

「まあ、今度からは気をつけてね」

そう、大してきつい言葉ではなかったのだが、逆に私にはそれが辛かった。普段あまり仕事に情熱を捧げるタイプの私じゃないが、根本社長のところは、今まで粗相のないように、「こいつなら信頼できる」と思われるように、一生懸命やってきたつもりだった。

何せ、根本英輔社長は新進気鋭のＩＴ社長。若いのに優秀で、ほどよく筋肉質の長身。かっこよくて私の超タイプなのだ。も、もちろん狙ってるとかそんな図々しいほどの思いはなく、「推し」なんだけど。

とにかく私はがんばって、一定の成果を上げ、信用を勝ち取ってきたように思えた。それがこの一件で、「信頼できるヤツ」から、「そこそこのヤツ」になってしまった。社長の態度からそれがひしひしと伝わってきたのだった。

それから、ことあるごとに、特に寝る前になると急に思い出されてくるようになった。一旦思い出すと「あのときこうしていれば」「なぜ私はこんなことをしてしまったのだろう」と答えのない堂々巡りが始まり、寝つけなくなるのだった。

今日は気晴らしで京都まで来て、思い切りお酒も飲んで、そんなことから自分を解放するつもりでいた。今日ぐらいはそのまま寝つけそうだった。でも、また思い出してしまったのだ。

すっかり酔いがさめた私はあきらめて一旦体を起こし、なんとなくテレビをつけた。このホテルのテレビは、スイッチを入れるとまずトップ画面が出てくる。そこにホテルの案内やテレビチャンネルなどが表示されるというシステムだ。私はぼんやりとその画面を眺めていた。

ん？

私はトップ画面の一番下に、あまり見慣れない項目があるのに気がついた。

スペシャルゲーム。

なんだこれ。スペシャルゲーム……。

私は気がついたらリモコンの確定ボタンを押していた。まあ、いいや。暇つぶしぐらいにはなるだろう。

しかしその途端、テレビの画面は真っ暗になってしまった。ゲームのプログラムが始まるのに、時間がかかるのかもしれない。そう思って私は待っていた。

しかし、2分たっても3分たっても画面は暗いままだ。さすがに5分ほど経過してても真っ暗だったため、私はテレビのリモコンをあれこれ押してみた。

「も、もしや」

このパターンには覚えがある。そう思ったとき、私はあることに気がついた。

やっぱり、画面の中央が光っている。

そう、テレビ画面の真ん中に白くチカチカと点滅する光。その光はどんどん大きくなりながら人の形になった。その顔を私はよく知っている。

Ｔｏｍｙ。

そしてＴｏｍｙはホテルのテレビの画面から、にょろりと出てきた。

「おっつ――。京都満喫してるぅう？」

「Ｔｏｍｙ先生。こんなところからも出て来れるんですか？」

「まあ、基本画面があるところなら、なんとかして出て来れるのよ。あと画面の前にいる人間が何かで悩んでいるという条件があればね」

悩み……。

「今何かで悩んでいて、『せっかく旅先でリフレッシュしようと思ったのに眠れない！』とか考えてたんじゃない？」

うぐ……。その通りだ。

「ほら、顔にそう書いてあるわね。で、何悩んでいたの？　お嬢ちゃん」

「はい、先日仕事で大きなミスやっちゃって。それを思い出してクヨクヨしてたんです」

「あらまあ、意外と真面目なところあるじゃない？」

「意外と」は余計だ。

「まあ、こうして呼び出されたのも何かのご縁ですから、解決してあげるわね。こんな風に自分のダメだったことを反省して眠れないときは、『RPG戦略』よ」

「RPG戦略？」

「そう。人生はロールプレイングゲーム。勇者はアナタよ。さて、ゲームをするときに、何が必要でしょう？」

「え、ええっと。レベル上げ？」

「ピンポン！　アナタ今日は冴えてるわね」

今日は………。これも余計だ。

「んでねえ、アナタは反省してるけど、ゲームで反省するコマンドとかある？」

「………ないですね」

「そう。反省してもレベルは上がらないし、ゲームは進まないからね。ではなぜアナタは反省しているの？」

「えっ、でも人生とゲームは違いますよ」

「いいえ、違わない」

Ｔｏｍｙは人差し指をずばっと突き立てながら言った。時々思うのだが、この人こんなことやって恥ずかしくないのだろうか。

「ちょっと言い方を変えるわね。たとえば、ゲームで先に進めない場合、アナタは何をする？」

「ええっと、今のレベルや強さをチェックして、何をすればいいかを考えます」

「でしょ。だからアナタも同じことをすればいい。自分の反省点を次の目標に変える」

ああ、なるほど。言いたいことがわかってきた。

「じゃあ、早速始めましょ。とりあえず、こういうのは書き出すところからね。まず、アナタが反省していることをなるべく具体的に、ここに書きなさい」

そう言いながらＴｏｍｙはいつものハートマークでいっぱいの便箋と鉛筆を渡してきた。

ええっと、今私が悔やんでいるのは、

・顧客に確認をとらなければいけないことを、忘れた。

あとは……。え、何かあったっけ。私はしばらく考え込んでしまった。

「ちょっと、時間かかりすぎじゃない？　見せてみなさいよ」

「あっ」

「へ、アナタがクヨクヨしてた失敗ってこれだけ？」

「はい、これしか思いつかなくて……。これじゃだめですよね？」

Ｔｏｍｙは急に黙り込んだ。いかん、きっと怒っているのではないだろうか。

私はおそるおそるＴｏｍｙの顔をのぞき込んだ。

ものすごくニカッとした笑顔だった。

「あらあああ、おめでとうございます。つまり、アナタがクヨクヨしていたのはたったこれだけだったということよ。それがわかるだけでも大きな収穫よ」

おお、そうくるのか。確かに他に思いつかないということはそうなんだ。

「でも、結構辛かった気がします」

「人間ってね、物事の重大さとストレス度が必ずしも比例するわけじゃないのよ。でも、全体でこれだけの問題だったんだって、書き出すことで輪郭がわかる。どう？　それだけでもちょっと楽になったんじゃない？」

うん……。確かに、心のざわめきが少し落ち着いたような気がする。

「じゃあ、今度からは、こうやって書き出せばいいんですね」

するとＴｏｍｙは一歩左足を踏み出し、腰を落とし、右手を前に突き出し、寄り目をした。

まさか、この格好は……。

「あ、ちょっとおおおおおお、まああああったああああああ」

やっぱり歌舞伎だった。

「は、はあ」

「まだあるのよ。次はこれを目標にする。はい、これを予防するためにどうする？　なるべく具体的に」

うーん。こうかな。私は便箋の残りにこう書いた。

・仕事の工程表、チェックリストを作りその通りに進める。

「これでどうですか？」

「ふむふむ。とってもいいんじゃない？　でどう、まだモヤモヤする？」

「いや、だいぶ楽になりました」

「でしょ？　人は何も対策しないとさらにモヤモヤする。こうすることで、『今度は同じ失敗をしないかもしれない』と思えるからモヤモヤがとれるのよ」

「なるほどー」

「じゃあ、アナタこの床に寝てくれる？」

「はっ？」

「せっかくここまで来たんだから、京都で遊んでいくわ。ベッド１つしかないから、アナタ床ね」

ちょっ、そんな。

断る方法を考えているうちに、Ｔｏｍｙは高いびきをかき始めた。

えっと、モヤモヤして眠れない私を助けに来てくれたはずですよね……。

解説

自分が日中に起こした失敗を思い出して、クヨクヨする。そういうことってあると思います。今回はそんなお悩みです。こういう場合に、まず理解すべきことがあります。それは、

クヨクヨしても先には進んでいない。

クヨクヨしたり、反省したり何度も振り返っても、そこから何を変えるのか、今度はどうするのかというところにつなげていかなければ、それは何もしていないのと同じことです。時にはクヨクヨすることで、自分の問題と向き合ったつもりになっていることがあります。でもそれだけではまた時間がたつと忘れてしまい、同じような場面で同じ失敗を繰り返してしまいます。

これではクヨクヨするだけ損しているようなものです。ではどうす

ればいいかというと、「次はどうするか」を決める。そこまでしっかり考えるようにします。どうするか決めたらあとは実行するのみ。この過程でクヨクヨは薄らいでいきます。クヨクヨというのは、次にどうするか決めていないので、不安が消えない状態であるとも言えます。

最初のうちは、何をするか決めてもすぐにはクヨクヨは消えないでしょう。今までの考え方の癖があるからです。でも安心してください。何度かこの過程を繰り返していくうちに、クヨクヨする癖は薄らいでいきます。「クヨクヨ→分析→改善→問題解決」このサイクルを繰り返すことで、やることさえ決めればクヨクヨする必要などないと理解できるようになるからです。

この物語の中でＴｏｍｙは、「ＲＰＧ」にたとえて説明しました。人生をゲームに例える考え方はよくあるのですが、アテクシは大変妥当なものだと思っています。違う点はゲームと違って一度きりということぐらいでしょうか。

ゲームでは、問題点に突き当たるとクヨクヨなどしないと思います。クヨクヨしても先に進まないからです。そんなことをしてもゲームは楽しくありません。人生だって同じことです。クヨクヨしてたら先に進めず楽しくない。

そしてゲームで行き詰まれば、必ず問題点の分析をします。たとえば必要な装備が足りないんじゃないかとか、自分のレベルが弱いんじゃないかとか、まだ話しかけていない人がいるんじゃないかとか、隠し扉があるんじゃないかとか。

試行錯誤して、うまくいけば楽しい。これがゲームの醍醐味でしょう。ならば、人生もこの考え方、やり方でいけばいいのではないでしょうか。

ただ人生はゲームと違い、問題点がわかりづらくなることがあります。ゲームというのはフィクションで、基本は一本道です。だから安心して攻略に取り組める。でも人生はフィクションじゃない。ちゃんと攻略できるのかわからない。それがこのクヨクヨした状態を生み出しているのかもしれません。

そこでこの物語の中で、Ｔｏｍｙはある提案をします。それがお馴染み「書き出す」ということ。今困っていることを書き出す。どうすればいいか考える。「書き出す」という行為には2つの意味があります。

1つは問題点を頭の中で整理させる効果。物事を漠然と考えていると堂々巡りになって、問題点がわからなくなります。書き出すためには、物事が整理されていなければなりません。書き出すことによって、逆に整理することができるのです。

もう1つは問題の大きさを客観視できるということです。実際に書き出すと、「あれ、ずっとモヤモヤしていたのに、たったこれだけのことか」と思うことがあります。現実的な問題の大きさを把握することができるのです。

これは他人に相談するのに似ています。他人に相談するとき、困っていることを伝えるという作業があります。それをしなければ自分が何に困っているのか伝えられません。そして伝えたあと、相手から「なあんだ、それだけのこと？」などとフィードバックが返ってきます。それにより問題の具体的な大きさが客観視できるというわけです。つまり「書き出す」という行為は、いつでも他人に相談しているようなものなのです。

さらにTomyは、クヨクヨしやすい主人公に向かって大切な考え方を伝えています。

物事の重大さとストレス度が必ずしも比例するわけじゃない

実は人間は直面する問題が大きければ大きいほど、ストレスの度合いも大きくなるとは限りません。あまりに大きな問題や、対処しようがない問題は無視してしまったりすることもありますし、些細な問題がずっと心に残ることもあります。言われてみれば確かに心当たりがあるのではないでしょうか。

また人間には向き不向きがあります。たとえば、「飲み会の幹事をする」ときを考えてみましょう。日頃からコミュニケーション能力が高く、幹事に慣れている人なら何でもない作業かもしれません。しかし、コミュニケーションが苦手で、電話をかけるのもドキドキしてしまう人にとってはかなりストレスフルな作業でしょう。

また人間は目の前の出来事のほうをストレスに感じる傾向があります。大きな仕事のプロジェクトがうまくいかないことより、明日の資格試験のほうがストレスになることもあります。このように物事の重大さとストレス度というのは必ずしも比例しないのです。

それは逆に言えば、考え方、捉え方次第で同じ出来事でもストレス度を変えることが可能だということです。そこでＴｏｍｙは、定番の「書き出す」ということを薦めているわけですね。

カルテ3 まとめ

● 人生に反省は必要ない！

● 物事の重大さとストレス度が必ずしも比例するわけじゃない。

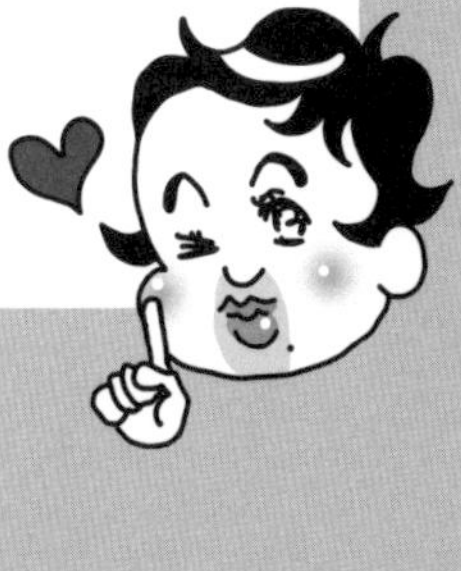

カルテ 4

主訴

人への怒りやイライラで眠れない

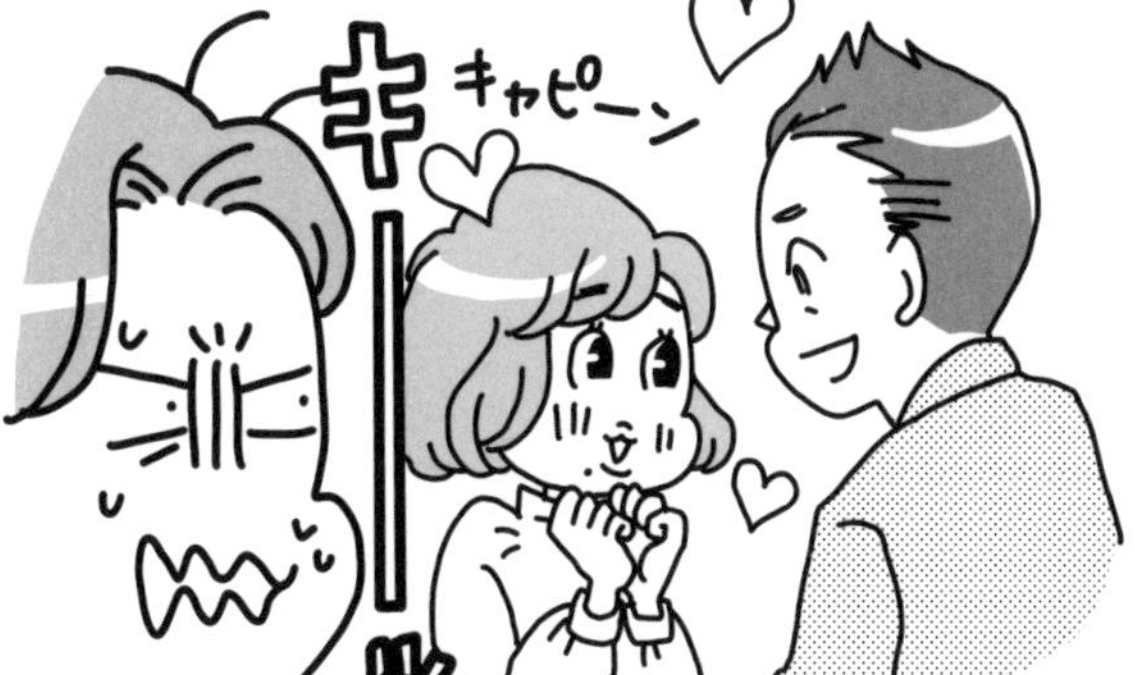

最近私は機嫌が悪い。ずっとイライラしている。原因ははっきりしている。

営業部の新入り、棚岡南。なぜか中途採用されて営業部に配属されてきた女。元CAという噂だ。確かに手足は長くて、スタイルはいい。美人じゃないと思うけど、きっと男ウケはする顔だ。なおかつ、ところどころに挟む仕草がぶりぶりのぶりっこ。言葉が古いかもしれないが、もうこう表現するしかないぐらい、ぶりっこ。私から見たら、えげつないぐらいにあざといのだが、男性諸君には絶妙にかわいらしいのだ。

あほだろ。お前ら。

そして、さらにこいつが、私の「推し」である根本英輔社長を狙っているのだ。もうこんなにイライラすることはない。今日は、根本社長のところに行く日だった。

「今日から新入りも同席させていただきますけど、大丈夫でしょうか?」

「おお、新人君。もちろんですよ」

「ありがとうございます」

「棚岡 南です。よろしくお願いします。あのこれ、良かったら」

と言いながら、なんと棚岡はクッキーを小分けにしたものを根本社長に渡したのだ。こんなこと社内では認められてないぞ。変な茶色の紙袋持っているなと思ったらそういうことだったのか。

「おおお、とっても美味しそうだね。包みもとってもかわいい」

「これ、手作りなんですよ〜。あっ、良かったら先輩もどうぞ」

私はおまけね。

「あ――――、すごいですね」

私は棒読みで返事するのがやっとだった。その後も棚岡はさりげないボディタッチ、男ウケしそうなしゃべり方などでグイグイ根本社長にアピールしていく。それを受けてまんざらでもなさそうな根本社長。

今私は仕事から帰ってきて、こたつでテレビを見ている。みかんでも食べながら『月曜から徹夜』でも見ていたら気が休まると思ったのだが、かえって色々思い出してしまった。

「ねえ、アナタ最近すっごい仏頂面よ。普段からアレなのに余計アレよ」

「うっさい、この2・5次元キャラ。アレって何よ」

「ひっどおおい、2・5次元キャラって。アテクシすっごい傷ついたわ」

京都から帰ってきて以降、Tomyは画面の中に戻ることもなく、完全に私の家に居候している。本当は一人でこたつに入りたいのに、Tomyもいるから足がぶつかる。それもまた、私をイライラさせる。

「あ――――、もう私疲れてるから寝るね」

「どうぞお、アテクシはもうちょっとこたつに入ってるわ」

私はTomyをリビングに残し、寝室に向かった。こういうときは、ふかふかの自分のベッドで寝るしかない。私はカーテンを隙間なく閉め、ベッドにもぐりこみ、布団を肩まで引き上げた。

覚醒と睡眠のはざまの妙な世界。起きているようで寝ているようで。そこにうっすら光が近づいてきた。

「せんぱ――い、根本社長のところに行きましょうよう」

いきなり、棚岡のまつげの長い顔が飛び出してきた。あ――もうこれじゃ眠れないじゃない。イライライライラ。

私は眠るのをあきらめて、部屋の電気をつけた。そのとき、扉をノックする音が聞こえた。

「あの――、眠れないの？　何か相談にのりましょか」

私は大きくため息をついた。

「ありがとう。お願いしてもいいかしら」

Ｔｏｍｙはベッドのへりに腰かけた。

「アナタ最近露骨にイライラしてるものねえ。何かあったの？」

「うん、実は……」


「なるほどねえ……若くてキャピキャピした後輩が恋敵ねえ」

「こいがた……そうじゃないんですってば。Ｔｏｍｙ先生、こういう怒りが込み上げてイライラして眠れないときはどうしたらいいんですか？」

「そうねえ。まず、怒りの原因の大きな2つってわかる？」

「えー――と。なんでしょう」

「それはね、
体調と期待」

「体調と期待……」

「そう、まず体調が悪いとイライラしやすい。怒りも流れていきにくい。最近アナタ疲れているんじゃない？」

確かに、振り返ってみれば棚岡の指導もあるし、他にも色々業務が増えてきた。最近残業が多くなっているのは確かだ。

「ん――――、心当たりありますねえ」

「だったらまず疲れをなんとかすることね。仕事を減らす。仕事を減らせないのなら、家事を手抜きする。プライベートの用事を減らす。とりあえず家でゴロゴロできるような時間を増やしてあげることよ」

「でも忙しいから、すぐ寝なきゃって思うんですよ」

「ノンノン、それはダメよ」

そう言うとＴｏｍｙは立ち上がり、部屋の照明を落とした。

「あれ、何するんです」

「実験よ。部屋の薄暗さはこれぐらい。あと私30分ぐらいリビングにいるから、ここでゴロゴロしてみて」

「あ、スマホ」

「実験だから、スマホはちょっとアテクシが預かります。テレビも見ないでね」

バタン。

Ｔｏｍｙがいなくなると、急に部屋が静まり返ったように感じた。オレンジ色の薄明かりのみの照明。手元には、何度も読んだ昔から置いてある本が数冊。抱き枕代わりの、大きな白熊のぬいぐるみ。特にやることもない。

私はぼんやり天井のクロスの模様を眺めたり、ストレッチしてみたり、文字通りベッドの上で転がってみたりした。するとだんだんぼんやりしてきて。

………

あっ、今寝そうになっていたな。私。

すると扉がバタンと開いて、Ｔｏｍｙが現れた。

「どう？　リラックスできたでしょ」

「あ、ああ。はい」

厳密に言うと、いい感じにウトウトしてたのに、Ｔｏｍｙがバンと現れるから台無しになったのだが、まあ、私は大人だから言うのはやめておこう。

「こうやって、特に何もせずゴロゴロする時間を設けると、体が眠る状態に切り替わるのよ。

忙しいからって、さっきまで活動していたのにすぐ寝ようとしても、そりゃイライラするわよ。で、体が興奮しているから、イライラすることを思い出しやすくなる」

「なるほど。先に体がイライラしちゃってるわけですね」

「そうそう。だから、怒りやイライラが込み上げやすいときは、先に体の疲れをとったり、ゴロゴロしたりして体の余裕を作るのよ」

「ありがとうございます。だいぶ楽になったと思います。でも棚岡へのイライラはやっぱりありますよ」

「今のは体へのアプローチ。怒りそのものへのアプローチもあるわよ」

「それは、何ですか」

するとTomyはわざとらしく背伸びをしながらこう言った。

「うーん。ちょっと肩が凝るわねえ。アナタそういえばこの間マッサージの資格とったとか言ってたっけ」

こいつ……。

「か、肩をもみましょうか」

「あら、気が利くわねえ。ありがと」

Tomyの肩は異常にカタく、ほぐすまで30分以上かかった。

「ふわあああ、ありがとう。だいぶ楽になったわ。じゃあ、怒りへのアプローチについてお伝えするわね」

「は、はい」

「まず怒りってね、相手に期待することから起きます」

「期待………」

「知らないうちに期待して、期待と現実が違うと怒るのよ」

「なるほど。私は何に期待しているのでしょう」

「棚岡さんが、根本社長に興味なさそうな普通の部下であること」

ふんふん。なるほど。

「あと、もう1つ、大きな期待があるわね」

「ん、それは?」

「アナタと根本社長が、ワンチャン行けるかもしれないこと」

ぐうううううううううううううっ。

「そ、そんなことっ」

「ないの？　アテクシは全ておみっとおしだ――」

Ｔｏｍｙは、片手の人差し指を前に突き出した。このポーズどこかで見たことあるな。

「アナタは根本社長のことが気になっている。期待している。でも、若くてキャピキャピした部下が急接近。これでイライラしないはずはないっ」

Ｔｏｍｙは今まで見たことないぐらいのドヤ顔で私を指差した。

「どう？　違う？」

「は、はい。その通りです」

ま、負けたわ。私、負けた。

「で、どうしたらいいんでしょうか」

「簡単よ。期待しない。言い方を変えればあきらめる」

「あ、あきらめる。無理だから好きになるなというんですか」

「ノンノン、好きになればいいわ。でも『結ばれたい』と執着するのはあきらめる」

「執着するのをあきらめる……」

「たとえばね、棚岡さんがどんな態度だろうが、それで根本社長がアナタに興味持たなくなったら、せいぜいその程度の気持ち。はなからどうにもならない恋なのよ。もし、ワンチャンあるのなら、棚岡さんがどんな人でどんな態度だろうが、根本社長の態度は変わらない」

「は、はい」

「だから、アナタはそんなこと気にせず、普通に根本社長にぶつかっていけばいいのよ。もちろん営業先だから、そこは配慮する必要があるけど。というわけで、がんばってね。あと、この話も症例のレポートにしていい？」

「あ、はい」

あの例の専門医のレポートか。

「ではアテクシ、もう寝るわね。おやすみなさい」

そう言ってＴｏｍｙはベッドにもぐりこんだ。

ああああああっ、また私のベッド取られた。
今日もこたつで寝ることになりそうだ。

解説

人は怒りやイライラがあるとき、どう対処しようとするでしょうか。まず直接怒りやイライラを引き起こした原因のことを考えるのではないでしょうか。つまり、自分が何にイライラしているのかを考える。そして、直接それに対応しようとする。

しかし、その方法だと怒りとイライラが静まるどころか、よりひどくなることが多いのです。自分が何に対して怒り、イライラしているのかを再認識してしまう。簡単に言えば感情がぶり返してしまうのです。

また、怒りやイライラの原因というのは、たいていすぐには解決できないものが多いです。他人のことだったり、簡単には対処できない問題だったり。簡単に解決するものなら、そもそもそこまで怒るということはないでしょう。

実は、怒りやイライラを引き起こした直接の原因ではなく、その背景にあるものから対応するのがいいのです。その方法がまず体調を整えること。

人がイライラしているときというのは、たいてい体調も悪いのです。寝不足、食事が足りていない。過労。頭痛などの体調不良。体と心は密接なつながりがあります。体の調子が悪ければ、普段気にならないようなことでも思い出してイライラする。誰でも経験したことがあるのではないでしょうか。

そこでまず怒りやイライラを感じたら、それを引き起こしている（と自分が考えている）原因について探るのではなく、自分に体調不良がないか考える。思い当たる節があったら、それを整える。そういったアプローチのほうが有効です。

寝るというのは1つの良いアプローチなのですが、主人公は「イライラして眠れない」と言っている。そこでTomyは違う提案をします。それは何もせずゴロゴロすること。さらに部屋の照明も薄暗くして、一人の空間を作ります。これは何をしているのかというと「脳を休養させている」のです。

アテクシたち精神科医が「休養しましょう」と患者さんに提案するとき、それは「脳の休養」を意味します。脳を使わせないのです。たとえば、休養だからと旅行に行く。これは脳の休養ではありません。「友達と飲みに行く」これも脳の休養ではありません。

たとえば旅行に行くとき、ホテルの予約をしたり、ルートやプランを考えたりします。友達と飲むときも店を決めたり、待ち合わせ場所を考えたりします。このとき脳は休むどころか、激しく使われています。特に何かを決断するというのは、脳に大きな負担を強いています。

なのでこれらの行為は脳の休養ではありません。脳の休養は何も考えない、何も決めない。ゴロゴロしたり、ぼーっとしたりしてすごす。これが脳の休養なのです。もちろん、眠れるのであれば寝るのが最高の休養です。

実は、脳は様々な情報を外部から受け取るだけでも疲れてしまいます。たとえば、映画を見る、本を読む、音楽を聴くというのも少なからず脳に負担をかけています。相手がいて気を遣う。何か会話する。こういったことも脳に負担をかけます。

そのためＴｏｍｙは主人公を一人にし、部屋を薄暗くして、ゴロゴロすることを提案したのです。薄暗くしたのは、目からの刺激を弱めるためです。寝つけなくてもいいから、そっと目を閉じるのも、視覚からの情報をシャットアウトして脳を休める効果があります。

このように、怒りやイライラで悩まされていたら「脳の休養」を意識しながら体を休める。これがまず効果的です。

そして、怒りやイライラの原因そのものに対しては「期待」を外すことも大切です。怒りやイライラを感じる時、必ず背景に「期待」があるのです。たとえば、子供が宿題をしなくてイライラする。これは子供に「宿題はちゃんとやるべき」という期待があるからです。好きな相手の言動やLINEの内容が気になってイライラするのは、「好きな人と付き合いたい」という期待があるからです。もう付き合っている相手であれば、「相手もちゃんと自分のことが好きでいてほしい」「パートナーであればこれぐらいやってくれるはずだ」などという期待があるのです。

なので、怒りやイライラに直接アプローチしたいのであれば、まず自分の期待は何かを考えるのが大切です。慣れないうちは、例によって書き出してみてもいいと思います。

①何に怒りやイライラしているのか
②その背景の期待は何か
③期待をやめるか、期待しなくてもいい環境を作る

こうしたアプローチで、怒りやイライラを分析して対処するのです。
ぜひ、このやり方を試してみてくださいね。

カルテ4 まとめ

●体調の悪さが怒りやイライラにつながること
もあるので、体の調子も確認する。

●怒りやイライラの原因は人への期待。

●どうしても眠れない時は、脳の休養を！

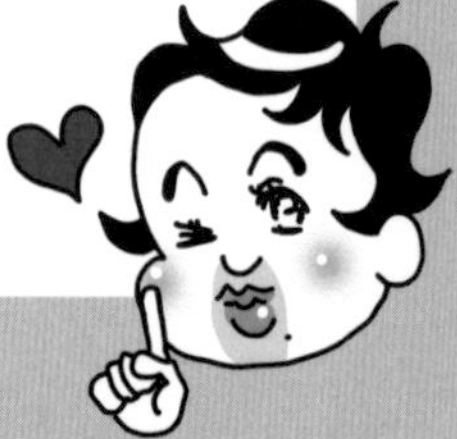

カルテ 5

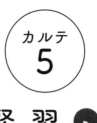

主訴

翌日のことを考えると緊張して眠れない

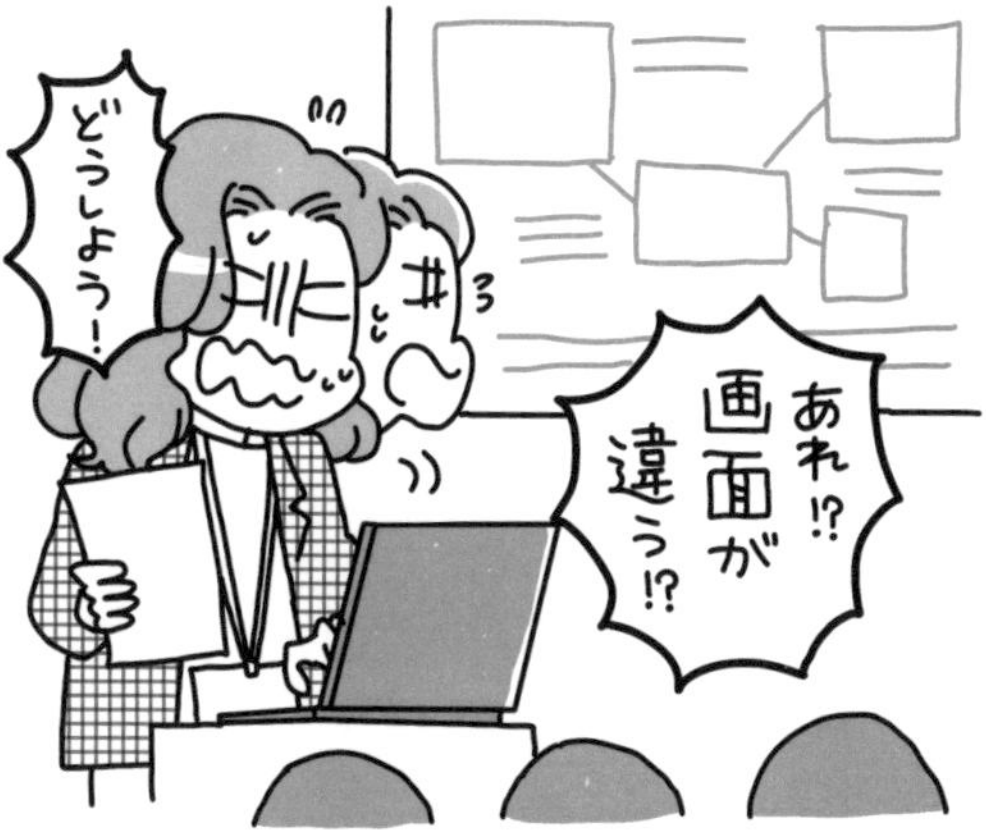

ギンギン。ドキドキ。モヤモヤ。頭の中で何かがうごめいていて、動悸をしっかりと感じる。目を閉じてなんとか鎮めようとしたものの、ちっとも治まる気配はない。

「あ――――、むりむりむり」

私は思わず叫んでベッドから起き上がった。

するとベッド横の押し入れ（この寝室はもともと和室だったのをリフォームしたらしく、洋室なのに押し入れがある）が、ガタガタと音を立て、少し開いた。

「なあに、静かにしてよ。アテクシもう寝ていたんだから」

中から顔をのぞかせたのはＴｏｍｙ。油断すると私のベッドを取られるので、押し入れの中で寝させることにしたのだ。まるでドラ○もんだが、居候だからこれでいい。

「ああ、ごめんごめん。ちょっと眠れなくって」

「またああ？」

「うん、明日大きな発表があるのよ。企画コンペ」

「で緊張して眠れないと。意外と小心者よね」

「『意外』は余計よ。大きな会議とかあると私眠れなくなっちゃうのよね」

Ｔｏｍｙは押し入れの戸を大きく開けて出てきた。

「しょうがないわねえ。翌日のことを考えて眠れないときに、どうしたらいいのか、教えてあげましょうか」

「こんな時間にいいの？」

「頭冴えちゃったからいいわよ。これも症例レポートに使えるし」

「ありがとう。で、どうすればいい？」

「うーん、そうねえ。これはアテクシが標語作ってあげるわ。紙とペン貸して」

「はい」

Ｔｏｍｙはさらさらと紙に何かを書いた。

「はい、これよ」

私はそれを見て固まってしまった。文字がめちゃくちゃ汚い。ミミズがダンスしているほうがまだ綺麗《きれい》なぐらい汚い。

「あっ、アテクシの字が汚いとか思ってるでしょ？　精神科医って字が汚いほうが優秀なんだからね」

絶対嘘だと思う。

「まあしょうがないから最初はアテクシが読み上げて差し上げましょう。ええとこれなんて書いてあるんだ………」

自分でも読めないいんじゃん………。

「あ――――、思い出した思い出した。まず1つ目。『どうせ明日の今頃には終わっている』」

「どうせ明日の今頃には終わっている？」

「そうそう、どんなイベントも明日の今頃には終わっているじゃない？　それ考えたら今の緊張はほんのちょっとだけの話だって思えるでしょ」

なるほど、それもそうだ。明日のコンペはせいぜい15分。私は午前10時から発表だから、遅くとも明日の11時には終わっている。せいぜいそれまでの我慢なのだ。私はそれを聞いて、ほんの少しだけ気持ちが軽くなった。

「でも、そうだとしても、もしそこで大失敗したら嫌です」

「そうね、この標語は続きがあるの」

そしてTomyはさらさらさらと次の標語を書いた。

「どう、ちょっと字が綺麗になったでしょ」

「そうですね。ミミズのヒップホップが、ミミズのジャズダンスになった程度には」

「……まあ、いいわ。はい、次の標語はこちらでーす。『大失敗するというのは幻想。多少それなりの結果は出る』」

「えっ、幻想なんですか？」

「幻想よう～。だって、今までアナタががんばったことで、全く結果が出なかったことある？　期待通りじゃなかったとしても、それなりの結果が出たんじゃない?」

よくよく考えてみると確かにそうだった。苦手な数学のテストも、山が外れたとしてもそこまでひどい点数ではなかった。小学校の頃のピアノの発表会も、とちったりはしたが、みんなの反応は良かった。

「それはね、やったことはちゃんと反映されるからなのよ。多少緊張やミス、運の良し悪しがあったとしても、結果に対する影響力はちょっとしたものよ。だから、大失敗するなんていうのは幻想」

「なるほど、確かにそうですね。あっ、でもありました。大失敗」

「なあに?」

「最初に受験した大学は、がんばったのに落ちました。めっちゃ悔しくて泣きました」

Tomyはうんうんとうなずいた。その表情は「それぐらい検証済みよ」とでも言いたそうだった。

「では、それでアナタは、どうした？」

「他に一か所は受かったけど、納得いかないので浪人して、翌年受かりました」

「うん、大失敗はしてないでしょ。ここでの失敗を生かして、最後はそれなりの結果を出している」


あ。


「そうなの。目先の『失敗』もどこかの成功につながるから、大丈夫なのよ。たとえば、アナタが英単語を一個覚えたら、確実に英単語の知識は勉強する前より増えている。覚えた分の努力は必ず実っている」

「なるほど、目先のことはわからなくても、必ずどこかでプラスになるんですね」

「そうよ。明日うまくいくかどうかは、ここまで来たらご縁もの。でもトータルとしては絶対プラスになるわけよ」

なるほど、2つ目のこの言葉を聞くと、私のモヤモヤがさらにすっきり収まるような気がした。

私の表情を見て、今度はＴｏｍｙはウインクをした。やはりなんとなくこの人はオーバーリアクションである。


「それでね、標語はまだあるのよ。これがトドメの一発」

Ｔｏｍｙはまた紙にさらさらと文字を書いた。さっきより字がマシになったが、ミミズの日本舞踏ぐらいの綺麗さだった。

「では最後の標語『一日ぐらいは眠れなくても大丈夫』」

「おお」

「緊張する前の日って、どうしても寝なきゃ寝なきゃって思ってさらに緊張しやすいのよ。でも、一日ぐらい眠りが浅くなってもなんとかなりますわよ。明日の今頃にはもう終わっている話だしね」

「確かにそうですね」

「不思議なことに『最悪寝られなくても大丈夫』と思っていたりすると多少は寝やすかったりもするものでね。はい、今回のアテクシのアドバイスはこの標語。ちゃんとおさらいしてね」

「いや、ほんと楽になりました。ありがとうございます」

「ところでさ、アテクシ聞きたいことがあるんだけど」

Ｔｏｍｙの目が一瞬妖しく光った。

「え？」

「アナタ、緊張してるの発表のせいだけじゃないわよね」

ドキッ。な、なぜそれを。

「アナタ、なんで知ってるのかって顔してるわね。アテクシ、これでも精神科医の端くれよ。それぐらい顔見れば察するのよ」

「さすが………、っていうか先生、手に持ってるの私の携帯!?」

「アナタ、どうせ画面ロック番号は誕生日とかだろうと思ったら図星だったわ。単純なオンナよね」

そ、そうか。先日「ねえ、アナタの誕生日っていつ?」とか突然聞いてきたのは、このためか。もしかしたらお祝いしてくれるのかと少しでも期待した私が馬鹿だった。


「なになに『根本社長、このお店すごく評判みたいですよ。勇気を出して言っちゃい………』」

「返してっ」

もうなんてデリカシーのない人なの。

「で、アテクシはどっちかというと、こちらが原因でドキドキして眠れないんじゃないかと思ったわけ。だからこれ」

そう言ってＴｏｍｙは円型の小箱を差し出した。ピンクのリボンで可愛くラッピングされている。

「アナタ、いつもアクセサリーのセンスどうかなと思っていたから。これ、アナタに似合うと思うわよ。あと、うまくいくようにおまじないかけておいたわ」

「あ、ありがとう」

「誕生日来週ですもんね。ちょっと早いけど、いつものお礼よ。じゃあ、アテクシもう寝るわね」

あくびをしながら、Ｔｏｍｙは再び押し入れの中に消えていった。

解説

明日大きな発表がある、試験がある、面接がある。こんなとき、当然ドキドキしてなかなか眠れないでしょう。多少は仕方がないのですが、あまり眠れないと「寝不足だと明日に響く、どうしよう」となってさらに眠れなくなる。こんな悪循環に陥ることもあるかもしれませんね。

そんなときは、考え方をちょっと変えてみるというのも良いと思います。今回Ｔｏｍｙが提案しているのは次の3つです。

①どうせ明日の今頃には終わっている
②大失敗するというのは幻想
③一日ぐらい眠れなくても大丈夫

この3つを自分に言い聞かせれば、寝つけないループに陥らずにすむかもしれません。それぞれについて、もう少し詳しく見ていきましょう。

・どうせ明日の今頃には終わっている

明日大事が控えているときは、それまでの時間が大変緊張感の高いものに感じます。緊張しているがゆえに、そわそわと落ち着かなく、とても長い時間のように思ってしまうのです。しかし、実際には明日の今頃にはとっくに済んでいる話。自分に言い聞かせることで、この緊張した時間に終了の目途《めど》が立っていることを改めて再確認してもらうという方法です。人間は出口が見えてこないものには強い不安を感じるので、「大丈夫、明日の今頃には終わっているよ」と自分に言い聞かせることは大変有効です。

・大失敗するというのは幻想

明日大事を控えているときに、一番自分を不安にさせる考えは「大失敗したらどうしよう」というものではないでしょうか。しかし、それはほぼ幻想であると言えます。明日の大事のためにアナタは準備してきていることでしょう。その準備が全て無駄になることはありません。

試験の例で考えれば、英単語一個覚えたら、その分の点数は取れます。大きな発表で緊張のあまり内容が飛んでしまっても、メモを見れば思い出せます。就職の面接も、アナタが流暢に答えられるかどうかだけではなく、アナタという人間自身を見られているのです。

当日の出来不出来で、多少の影響はあるでしょう。しかし、基本の部分はアナタの積み重ねです。それがいきなり全部吹き飛んでしまうということは考えられません。つまり、明日の出来は＋αの要素にすぎないのです。ですから、大失敗ということはないと思ってください。そう考えれば少しは緊張も和らぐのではないでしょうか？

・一日ぐらい眠れなくても大丈夫

明日大事を控えているのに、寝つけない。早く寝なきゃと思い余計寝つけない。誰でもこんな気持ちになったことがあるのではないでしょうか？　そんなときは「一日ぐらい眠れなくても大丈夫」と思うことが大変有効です。実際一日ぐらい眠れなくてもなんとかなります。そして明日には終わって多分すやすやと眠れるでしょうから。また、たいていは寝つきが悪くても、いつかは眠りに落ちています。むしろ「眠れなくても大丈夫」という気持ちが緊張感を和らげ、寝つきやすくするのです。

余談ですが、夜中に起きてしまったときは時計を見ないほうがいいです。アテクシは壁時計もうっかり目に入らないよう、時間がわかりにくいものにしています。時計を見るとたいてい変な時間です。まだ寝つけていないことに焦り、残り時間の少なさに困惑します。夜中に時刻を確認していいことなど1つもありません。

「一日ぐらい眠れなくても大丈夫」と割り切るのなら、なおさら夜中に時刻を確認する必要はありません。わかっていても割り切れないのなら、まずは夜中に時計を見ない。アラームは裏返したスマホにお任せして、そもそも寝室に時計を置かない。これぐらいから始めてみてください。

カルテ5 まとめ

●どうせ明日の今頃には終わっていると開き直る。

●大失敗するというのは幻想。

●一日ぐらい眠れなくても大丈夫。

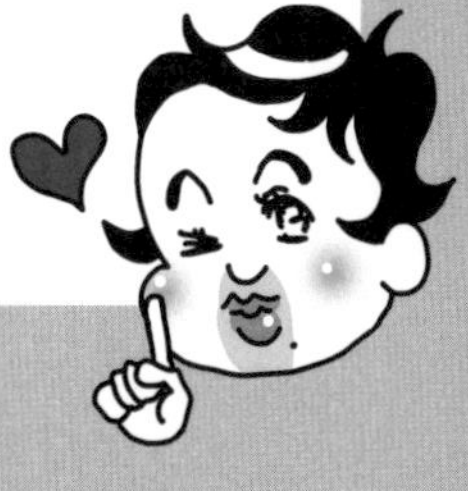

カルテ
6

主訴

明日が楽しみすぎて眠れない

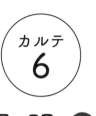

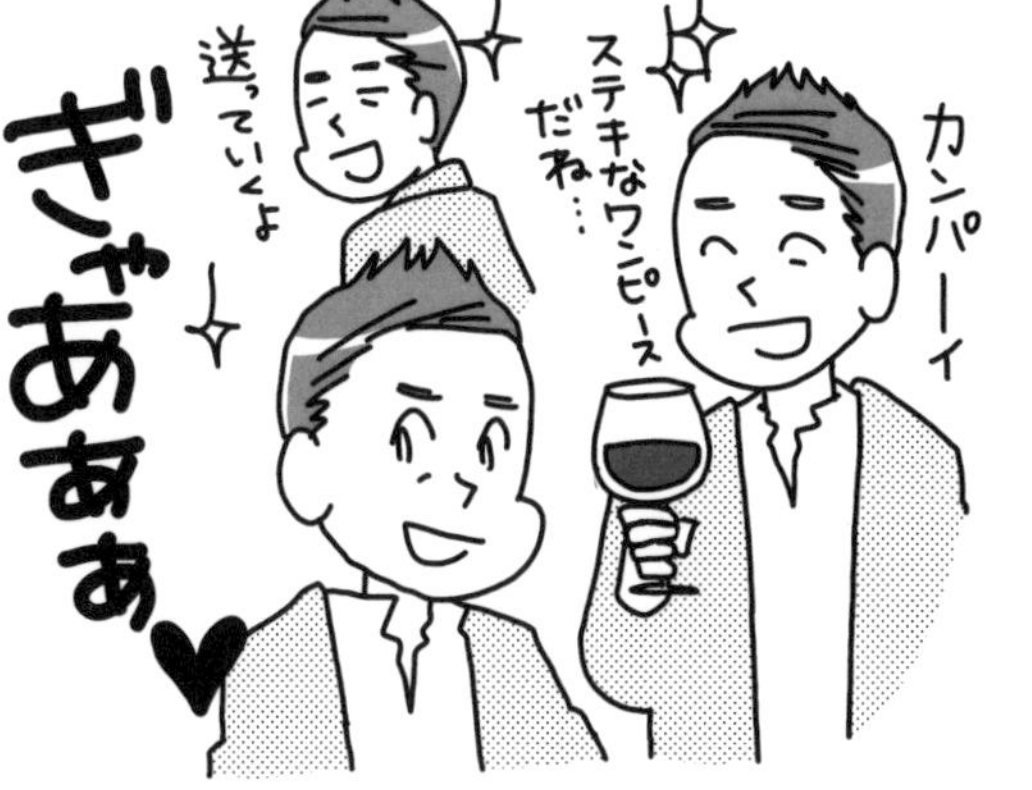

カンパーイ
ステキなワンピースだね…
送っていくよ
ぎゃあぁぁ♥

嘘、嘘、嘘っ。

私は、スーツがぐしゃぐしゃになるのも、汗でぐっしょりになるのも気にせず、家に向かって一心不乱に走っていた。右手にはスマホ。

やがて私の住む二階建てアパートが見え、私はそのままの勢いでスチールの外階段を駆け上がっていった。カンカンカンカンと鳴り響くヒールの音。そして私は自分の部屋に飛び込んだ。

「なあに、騒々しい」

Ｔｏｍｙは、目をこすりながら、めんどくさそうに出迎えた。

「アテクシ、お昼寝中だったんだから」

「それはすいません」

普段なら「もう夕方ですけど」とか突っ込む私だが今はそれどころじゃない。

「ちょっと聞いてください、聞いてくださいよおおお」

「え、何々。あれでしょ。根本さん」

「あ、お察し早いようで」

「知っているわよお。精神科医だもん。で、あれでしょ。『もしかすると、僕楓さんのことが気になっているかもしれません』って……」

私はTomyが全てを言い切る前に、彼の口をふさいだ。

「ちょっとまた私の携帯見たでしょ。私パスワード変えたはずなんだけど」

「むっがごっごふ、アナタ、単純だから、アナタのお気に入りの『迷探偵顧問くん』の誕生日とかだろうって思ったらビンゴだったわ。もう笑っちゃう」

「んもう。もう二度と見ないでくださいよ。で、さっきもう一回メールが来て、『突然で申し訳ないんだけど、明日の夜は埋まっていますよね』って」

「そうよね、明日アテクシと『ジェラシーパーク』を観に行くもんね。楽しみねえ」

「で、『もちろん空いています』って言って、急遽《きゅうきょ》明日デートになったのよおおお。きゃあああああ」

「え、『ジェラシーパーク』は?」

「悪いけど、一人でお願いします」

Ｔｏｍｙは何も言わず、押し入れの中に入ってしまった。しまった、やっぱり怒らせてしまったか。

「ご、ごごごめんなさいね、勝手に予定変更しちゃって」

押し入れは閉まったまま、何も反応はない。

「で、今日は興奮して眠れないだろうから、どうしたらいいか聞こうと思って」

やはり何も反応はない。

「あの、おわびに、宮崎マンゴーを一箱プレゼントします」

押し入れの中から、少しだけコトコトと音が鳴った。

「太陽のタマゴ？」

「う、は、はい。太陽のタマゴにします」

超高級品だが、やむを得まい。

「わかったわ。全力で応援させていただくわ」

押し入れが開いて、中から満面の笑みのＴｏｍｙが出てきた。もしかしたら、太陽のタマゴは無理ですと言っても良かったのかもしれない。

「んで、今日聞きたいことは、『明日が楽しみすぎて眠れない』ってときの対策なのね」

「は、はい」

そこからTomyはいつもの自分のピンクの便箋に向かい、何やらさらさら書いて、首を横に振り、ビリビリ破るという行動を数回繰り返した。おかげで床が紙くずだらけになった。

「あ――――、ごめんなさい。いいアイデア思いつかないわ」

「え――――、そうなんですか」

「そうよ、だって考えてごらんなさい。明日が楽しみで眠れないなんてこと、しょっちゅうある？」

そういえば、修学旅行の前の日ぐらいしか思い当たらない。

「あんまり、ないですね」

「そうなのよ。つまり滅多にないほど、良いことなのよ。良いことなのに、悩むなんて贅沢だわ。

これほど嬉しいことが起きて幸せ！

って幸福感を味わうようにしたら、スヤスヤ眠れるんじゃないかしらね」

なるほど……。

「でもねえ、だいたい興奮して寝つけないときって、気持ちが盛り上がっているから、眠れなくても翌日なぜか元気なことが多いのよ。もし、そうじゃなくても、『楽しみすぎて昨日眠れなかったんです』って正直に英輔ちゃんとやらにでも伝えておきなさい。好感度上がるわよ」

「あっ、その手がありましたね」

「じゃあ、アテクシやることがあるから、押し入れに戻るわね。明日うまくいくように願っているわ。グッドラック！」

「ありがとうございます。何をやるんですか」

「馬鹿ね！　アナタとの映画の予定がおじゃんになったから、これから明日一緒に行ってくれる男探すのよ。たかしか、ヨシキがいいかな、いやヒデトシも捨てがたい………」

Ｔｏｍｙはぶつぶつ言いながら押し入れの戸を閉めた。

私はそのあと、そわそわしながら目を閉じた。根本社長がいきなり夜道でキスしてくる想像をしたあたりで、睡魔に引き込まれた。

解説

今回は、「明日が楽しみすぎて眠れない」という主人公のためのアドバイスです。でも、よく考えたら困ってるわけじゃなくて「幸せすぎる」ってことですよね。

アテクシも昔はよくこの現象が起きました。社会科見学や遠足、修学旅行の前はそわそわと、ハッピーな気持ちになってなかなか眠れない。でも、だんだんおじさん（おばさん？）になってくるとそういう頻度は減って……。

はあ、またこんな気分になりたいものです。といってもたまにそんなときもあります。だから、楽しみすぎて眠れないことがあったら、「アテクシまだ若い！　めっちゃ楽しみにしているんじゃん」って喜ぶようにしています。

どうせ、この興奮が続くのは明日の楽しみが終わるまでなんですから、多少眠れなくてもいいやぐらいの気分で幸福感に浸るのが一番良さそうです。

カルテ6 まとめ

●**これほど嬉しいことが起きて幸せ！**　って幸福感を味わうようにして、一晩くらい眠れなくてもいいやと開き直ってみて！

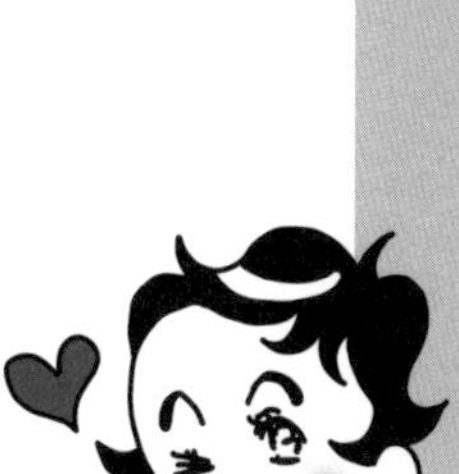

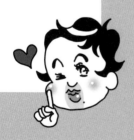

カルテ 7

主訴

夜中に何度も目が覚める。朝早く起きてしまい、それから寝られない

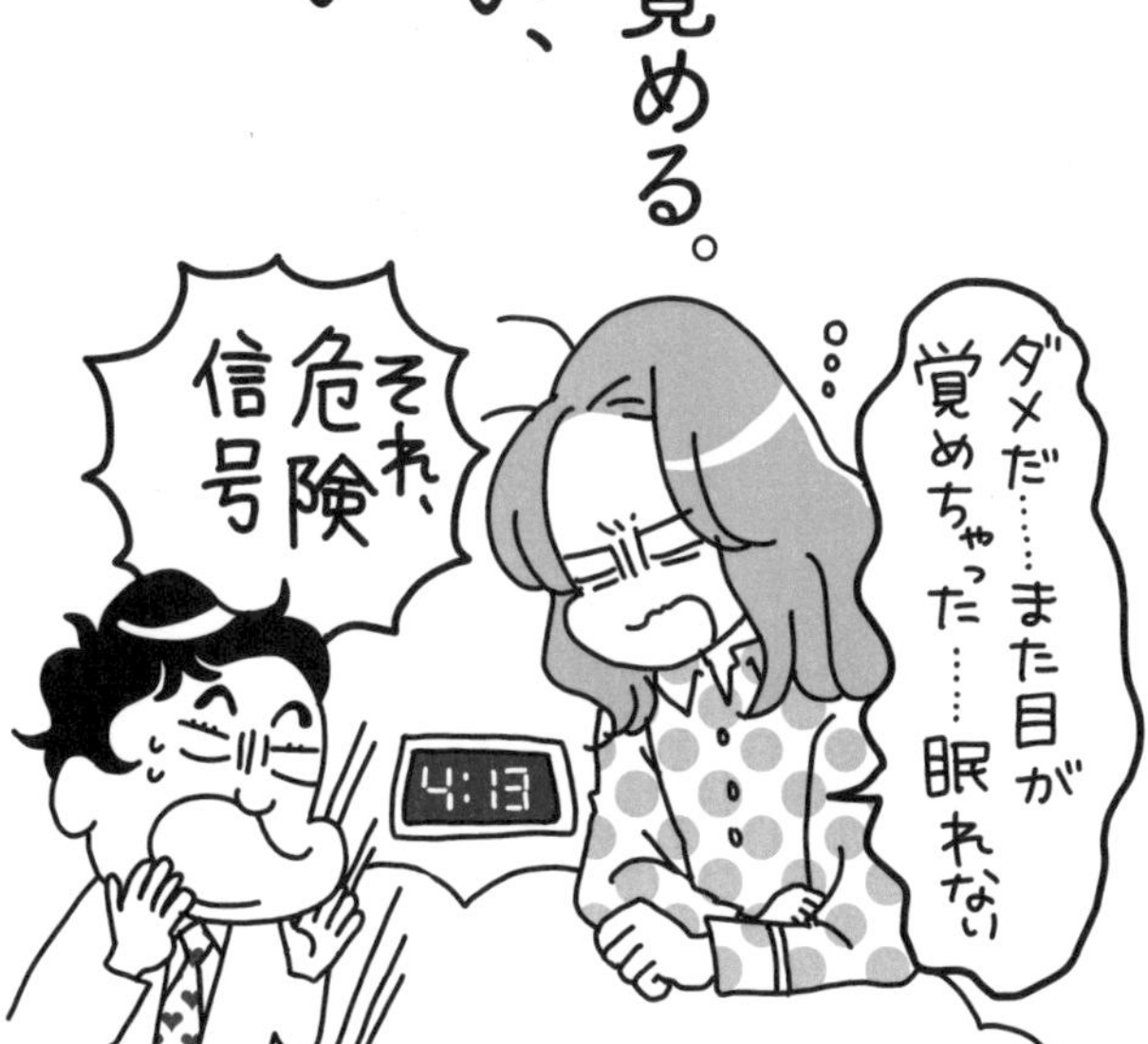

ダメだ……また目が
覚めちゃった……眠れない
それ、危険信号
4:13

あっ。
私はさっきまで浅い夢の中にいたはずだが、この瞬間現実に戻ってきたことをさとった。つまり、目が覚めたのだ。目が覚めたら、昔はすぐ時計を確認していた。でも、最近は怖くて目をすぐに開けないようにしている。そして、何度もこのまま二度寝しようともがく。

でもこの試みはほとんど成功しない。私は、おそらく20～30分は格闘し、敗北した。二度寝は今日も無理だ。おそるおそる私は目を開く。不思議なことに、時計を確認しなくても、だいたい今が何時かわかるようになってしまった。

壁にかかった時計を眺めると、朝の5時。まじか。今までは朝5時半ぐらいだった。さらに早く目が覚めてしまったのだ。

これだけ朝早く目が覚めても、これから会社に行くまでの3時間、私は全く何もすることができない。やるべき仕事などうんざりするほどあるのに、何もする気力が起きない。もう一度寝ることもできない。ただの苦痛の3時間。

「大丈夫？」

どこかでささやき声が聞こえる気がする。Ｔｏｍｙはどうせこの時間はぐっすり寝ているはずだ。

「大丈夫？」

今度はもっとはっきり聞こえた。押し入れがそっと開いた。

「Ｔｏｍｙ先生？」

「眠れないんでしょ。最近、アナタ調子悪そう」

心配させまいと言わなかったのだが、確かに最近調子が悪い。やはり気づかれていたんだ。

「い、いや」

「アナタ、泣いているわよ」

えっ。慌てて自分の目のあたりに手をやると、確かにうっすら濡れている。

「やだ」

「最近、アナタ帰りがすごく遅かったし、アテクシが話しかけても気がつかずぼーっとしてることが多いし、心配してたのよ」

そう、新入りの棚岡さんが産休に入り、その仕事が私に全部回ってきたのだ（彼女は、最近結婚した）。

「そう、だったんですね」

もっと何かＴｏｍｙに相談したいのだが、言葉が出てこない。

「あと、アナタ最近めっちゃ痩せてるのよ。気づいてた？」

私はベッドサイドにある化粧台に映った自分の顔をまじまじと眺めた。カーテンからもれる月明かりに照らし出された私の顔は、頬がごっそりこけ、まるでゾンビのようだ。

「そういえば、あんまり食べてなかったかも」

あまりの多忙さに空腹を感じることもなく、食べ忘れていることも多々あった気がする。

「アテクシね、アナタうつ病だと思うのよ」

えっ、うつ病？

少し夜が明けてきたことを察したのか、外で小鳥が鳴く声が聞こえてきた。

「アテクシ、すぐに精神科を受診すべきだと思うわ。できれば今日」

「えっ、えっ、今日ですか」

「うん。本当はアテクシが診てあげたいんだけど、こっちの世界の医師免許持ってないから」

「え、そんな。ちょっと様子を……」

「ダメよ」

「えっ、えっ、えっ。まだ大丈夫です」

「ダメよ」

もう一度「大丈夫です」と言おうとした私は言葉を止めた。Ｔｏｍｙの目に大粒の涙が光っているのを見つけてしまったからだ。

「確かに、うつ病の可能性が高そうですね」

結局私はその日、メンタルクリニックに行くことになった。Ｔｏｍｙが、電話をかけまくって、すぐに受診できるクリニックを探してくれたのだ。

「ですわよね」

私の代わりになぜかＴｏｍｙが答えた。

「お父さん、医療関係の方ですか」

「ええ、はい。精神科で勤めてたことがあるものですから。おほほほほほほ」

「ああ、そうなんですね」

担当医の松村先生は、そのあと電子カルテと思われるパソコンに何かを打ち込み始めた。彼は白衣を着て、眼鏡をかけた誠実そうな40代ぐらいの男性だ。いかにも「精神科医」という感じで、安心できそうな雰囲気だった。

しばらくすると松村先生は顔を上げて私たちの方を見た。

「でしたら、おわかりかもしれませんが、当分休職する必要があります」

えっ。休職？

「先生、仕事があるので休むのはちょっと……。薬か何かでなんとか治せませんか」

「できなくはないですけど、今のあなたの状態ではなかなか改善しませんよ。おすすめはできません」

「先生、休職でお願いします」

そう言ったのはＴｏｍｙだった。私は驚いてしばらくＴｏｍｙの顔を呆然と見つめていた。

「わかりました。では休職の診断書をお書きします」

「Ｔｏｍｙ先生……そんな、こま」

「困るのは、アテクシもよ。アナタがとても辛そうなの、これ以上見たくない。一緒にやっていきましょう」

気がつけば私はボロボロ泣いていた。


それからほぼ三か月後、私は症状も改善し、松村先生の許可も出て復職することになった。元気になり始めたあたりから復職したくて仕方がなかったが、いざ明日会社に行くのだと思うと少し緊張と不安を感じ、軽い動悸がしてきた。

「いよいよ、明日復職ね。おめでとう」

「ありがとうございます。先生。色々やっていただいて、私何と言っていいか」

Ｔｏｍｙは休職中、私のサポートをしっかりしてくれた。普段あんなにぐうたらで大飯食らいなのに、まるで別人のように家事や体調、服薬のアドバイスまで。

「アナタ、今回はアテクシに相談しなかったわよね。いつもなら、すぐ『ああ、眠れない。助けて』って言うのに。結構我慢してたでしょ」

そういえばそうだ。仕事が忙しくて、相談する余裕もなかったというか。なぜかあのときは「こんなことで相談するなんて」と思ってしまったのだ。

「そうですね………、なんでだろ」

「本当に精神状態が悪化すると、相談する余裕もなくなったりするものよ。アテクシが異常に気がついたからよかったけれど、あのまま放置しておくと入院しなければいけない可能性もあったわ」

「そんなに………」

「そういえば、まだ動悸する？」

「いいえ、Ｔｏｍｙ先生と話したからか、ちょっと楽になったかも。明日早いので、もうベッドでゴロゴロします」

「それがいいわ。アテクシ、押し入れにいるから、何かあったら声かけてね！」

そう言ってＴｏｍｙは、１つあくびをし、押し入れの中に入っていった。

さあ、私も寝ようっと。

解説

今回は「眠れない」中でも、深刻なもの。特に精神科を受診すべきものについて述べています。本来この本のコンセプトとしては、「医学的な問題ではない、日常的に起こりうる『眠れない』」ですが、危険な「眠れない」についてもちゃんと知っておく必要があると思います。

そもそも、不眠というのは危険な症状です。しかし、「眠れない」という症状は日常的に見られるため重症化するまで放置されるケースもよくあるのです。精神科で扱うほぼすべての疾患に「不眠」は見られます。逆に言えば「不眠」がある場合は、他の疾患が隠れている可能性もあるということです。

では、医学的に扱う「不眠」について詳しく見ていきましょう。日本睡眠学会は、不眠症を「四週間以上不眠が続いて、心身に苦痛があり、生活に支障が出ている症状」と定義しています。実際に臨床の場では、四週間以上経過しなくても不眠症として治療することは多いです。数日以上続いて社会生活に影響が出るのであれば、十分治療対象として考えていいでしょう。

不眠の種類について

●入眠障害

この本で中心的に扱ってきた不眠です。いわゆる「寝つきが悪い」状態です。寝つきの悪さというのは人によって基準が違うと思いますが、1時間以上寝つきが悪ければ入眠障害と考えてよいでしょう。

最もよく見られるタイプの不眠で、日常的なトラブルや考え事、悩み事などの影響をよく受けるタイプの不眠です。ですから医学的に治療の必要のあるものも、そうではないものも含みます。

たとえば明日試験があって緊張して寝つけない、というのは自然なことであり、これでもって治療する対象になるとはいえません。また昼寝のしすぎなどで、寝るべき時間に眠くならないのも病的とはいえないでしょう。また、いつもと違う時間に寝ようとしても、なかなか寝つけないこともあります。これも一概に不眠症とはいえません。

そのため、このタイプの不眠は、「なぜ寝つきが悪いのか」という状況を確認する必要があります。その上で自分で対策することもある程度可能でしょう。

よくある寝つきが悪くなる原因としては、次のような例があります。

・寝る前までスマホやパソコンなどをいじっている。
寝る前まで頭を使う作業をしていると、交感神経優位になり、なかなか寝つけなくなります。光る画面を見ているのもあまり睡眠には良くありません。少なくとも寝る30分前にはスマホやパソコンを触るのをやめ、部屋を薄暗く、できれば暖色系の明かりにするなどしてみてください。

・寝る前に激しい運動をしている。

運動習慣は体に良いものですが、たまに寝る前にジョギングや筋トレなど、激しすぎる運動をする方がいます。こういう場合も交感神経優位になり、なかなか寝つけません。睡眠には体の深部の温度が低いほうがいいといわれていますが、この時間に運動すると深部の温度も上がってしまい、睡眠には良くありません。

また運動直後では息も荒く、動悸も激しく、寝る前のゆったりと落ち着いた状態にもっていくのが難しくなるでしょう。

原因1 飲酒

よく睡眠薬代わりに飲酒をする方がいるのですが、実は飲酒は不眠の原因になりえます。確かに少量の飲酒であれば寝つきは良くなりますが、アルコールの代謝物であるアセトアルデヒド（二日酔いの原因物質）は逆に不眠の原因になります。また過度な飲酒もそれ自体が不眠を引き起こします。

さらに、飲酒は寝つきだけではなく、睡眠の質にも大きく影響します。飲みすぎたあとに、眠りが浅くなったり、翌朝妙に早く目覚めてしまったりなど、経験した方もいらっしゃるのではないでしょうか？

原因2 生活リズムの乱れ

生活のリズムが乱れていると、寝つきが悪くなることがあります。この原因でよくあるのが夜勤です。本来人間は昼行性の生き物ですから、夜に活動して昼寝るようにはできていません。

本来眠るべき時間に眠らないと、なかなか寝つけなくなるのです。夜10時から12時ぐらいが寝つくためのベストタイムです。

原因3 不適切な仮眠

仮眠自体は特に悪いものではありません。適切にとることによって、日中のパフォーマンスを上げることができます。しかし、不適切な仮眠であれば、むしろ夜の寝つきを妨げます。

適切かどうかは、仮眠をとる時刻と時間で決まります。15時以前、一回の仮眠の時間は長くて30分程度にとどめるのが良いでしょう。15時以降に仮眠をとると、夜の寝つきが悪くなります。また、30分以上仮眠をとると、夜眠くならないだけでなく睡眠のリズムが崩れて、かえってだるさを感じることもあります。

原因4 日中の活動不足

夜眠くなるには、日中の適度な疲れが必要です。頭や体を使うこともなく、日中ゴロゴロしていると十分な疲れが得られず、夜になっても眠れないことがあります。

原因がはっきりしていたり、たまたまある一日寝つきが悪いぐらいでは大きな心配はないでしょうが、数日続く場合は精神科の受診を考えてもいいでしょう。一般的な不眠とはいえ、うつ病、躁うつ病、統合失調症など精神疾患でも見られる場合があります。油断は禁物です。

●中途覚醒

一旦寝ついたとしても、2、3時間ですぐ目が覚めてしまうタイプの不眠です。夜中に何度も目が覚めることもあります。このタイプの不眠は、一般的なストレスや悩みより、うつ病で起きやすいと言われています。

入眠障害に比べると、より精神疾患のリスクが高いということも言えるでしょう。ただ、もともと睡眠時間が少なくても十分なパフォーマンスを得られるショートスリーパーの方だと、毎日2、3時間の睡眠でも平気という方もいます。

また加齢に伴って中途覚醒しやすくなる方もいます。そのときは眠りが浅くなって、夜中に何度もトイレに起きるということもあるようです。この場合は日中の活動に影響がなければ特に心配はいらないことも多いと思います。

もともとはしっかり眠れていたのに、ここ最近急に中途覚醒が始まったという場合は精神科の受診を考えたほうがいいでしょう。

●早朝覚醒

本当はまだ寝ていてもいい時間なのに、目覚ましよりずっと早く目が覚めて、そこからなかなか寝つけない不眠です。このタイプも、中途覚醒と同じくうつ病に特徴的に見られる不眠だと言われています。

早朝覚醒のポイントは「本来もっと寝ていられるはずの時間なのに起きてしまう」という点です。もともと早朝に起きている方、あるいは加齢とともに起きる時間が早くなっている方は早朝覚醒ではありません。

中途覚醒と同じく、急に早朝覚醒が見られるようになったときも精神科の受診を考えたほうがいいでしょう。

●熟眠障害

寝つきも問題ない。途中で起きることもない。早朝に起きるわけでもない。時間はしっかりとっているはずなのに、なんとなく意識があったり夢をずっと見ているような感じがあったり。しっかり寝ているはずなのに、朝起きてちゃんと寝た感じがしない。これは熟眠障害と言われるタイプの不眠です。

ストレスで起きることも、うつ病などの精神疾患で起きることもあります。他にカフェインやアルコールの摂取、睡眠時無呼吸症候群などの身体疾患でも起こりえます。さらに寝室が蒸し暑い、明るいなど不適切な睡眠環境でも起きる可能性があります。こちらも、日常生活に影響があるのであれば、精神科の受診を考えてもよいでしょう。

不眠症の治療

不眠症は、放置すれば重大な状況になる可能性があるにもかかわらず、かなりひどくなるまで医療機関を受診しないケースが多いようです。それは不眠がありふれた症状だから、「まだがんばれる」と思うのかもしれません。

また、「お酒で寝ればいいや」と考えている方も多くいらっしゃるようです。しかし、精神科医の立場からすると、寝るためにお酒を飲むのはお勧めできません。お酒を飲んで寝ることにより、かえって不眠がひどくなることもあるからです。また、本来のお酒の楽しみ方ではないため、アルコール依存症のきっかけになることもよくあります。

アルコール依存症は精神疾患の中でも難治性のものです。なかなかやめられず、肝機能、認知機能への影響も大きく、命に関わることも多いです。病院受診が億劫なのはわかりますが、とりあえずお酒で不眠を解決するのはやめるべきです。

では、不眠症で精神科を受診した場合、どんな治療がなされるのでしょうか。精神科の受診に抵抗がある方の場合、「薬づけにされるのではないか」「精神科の治療は危険なのではないか」などという誤解が原因になっていることが多いようです。

まず精神科では初診時に、詳しく話を聞きます。周辺情報から、不眠の原因となるものを探るためです。また、本人は不眠で困っていたとしても、詳しく聞くと食欲不振、意欲の低下、感情の起伏、身体症状など、他の症状も伴っていることがあります。さらに本人の仕草、表情、会話の内容から、脳の機能に異常がないかどうか見ていきます。

身体疾患や内服薬の副作用などによって不眠が起きているケースもありますから、必要に応じて血液検査などの身体検査を追加することもあります。

この物語では主人公にうつ病が起きていました。このように、トータルで本人の病態を把握します。あとはその病態に応じて治療を行います。主人公の場合はうつ病の治療をしなければ、不眠の治療だけでは良くなりません。

また治療ですが、仮に不眠症だったとしても、いきなり睡眠薬を使うわけではありません。生活指導で改善する場合は、「睡眠衛生指導」を行います。

睡眠衛生指導とは、厚生労働省の定めたガイドラインで、簡単に言えば睡眠改善のための生活指導です。これだけでもだいぶ効果が上がります。その内容は厚生労働省の策定した「健康づくりのための睡眠指針」がベースになって行われます。内容をご紹介しましょう。

1. 良い睡眠で、からだもこころも健康に。
2. 適度な運動、しっかり朝食、ねむりとめざめのメリハリを。
3. 良い睡眠は、生活習慣病予防につながります。
4. 睡眠による休養感は、こころの健康に重要です。
5. 年齢や季節に応じて、ひるまの眠気で困らない程度の睡眠を。
6. 良い睡眠のためには、環境づくりも重要です。
7. 若年世代は夜更かし避けて、体内時計のリズムを保つ。
8. 勤労世代の疲労回復・能率アップに、毎日十分な睡眠を。
9. 熟年世代は朝晩メリハリ、ひるまに適度な運動で良い睡眠。
10. 眠くなってから寝床に入り、起きる時刻は遅らせない。
11. いつもと違う睡眠には、要注意。
12. 眠れない、その苦しみをかかえずに、専門家に相談を。

参考文献：厚生労働省「健康づくりのための睡眠指針２０１４」睡眠12箇条

睡眠衛生指導を行っても改善しない場合は、睡眠薬を用いることもあります。睡眠薬といっても、様々な種類があり、どんどん新しいタイプの安全性の高い睡眠薬が登場しています。また眠れないときだけ使うのか、あるいは毎晩寝る前に飲んでもらうのか、そのあたりも本人の状況を見極めて、ベストと言える方法を提案します。

睡眠薬が出始めの頃、確かに危険性の高い睡眠薬も存在していました。大量服薬により命に関わるケースもありました。その頃のイメージから、「睡眠薬は危険だ」という印象が強い方もいるようです。しかし、実際には、医師の指示に従って服用する限りは安全に用いることが可能です。不眠は放置すべきではない症状です。不眠を放置するより、医師の指示に従って安全に治療を行うほうがはるかにメリットが大きいと言えます。

いずれにせよ、なかなか改善しない不眠が継続する場合は、早めの精神科受診を考えてください。

カルテ7 まとめ

●危険な「不眠」についてもしっかり把握して、少しでもあてはまる人は精神科を受診してみましょう！

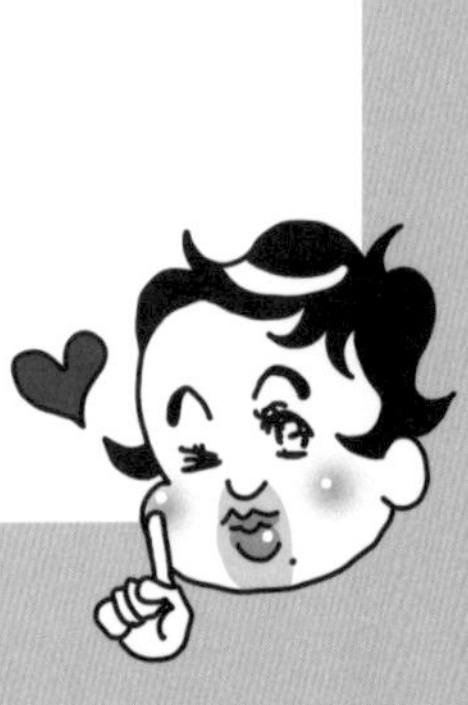

エピローグ

「水谷先輩、お疲れさまです」

棚岡さんは、さわやかな笑顔で頭を下げた。

「お疲れさま。私今日はもうちょっと残ってやれそうだよ」

「ダメですよ。先輩。まだまだドクターストップかかっているでしょ？　私たちでなんとかやれますから」

「悪いわね」

「こちらこそ、いつも先輩には色々やっていただいて。お互いさまですよ」

「じゃあ、また明日、お疲れさんです」

「お疲れさまです」

私は荷物をまとめ、会社のビルの階段を駆け下りた。古めかしいエレベーターはあるのだが、四階なので下りは階段を使うことが多い。少し秋の涼しさが出てきたこの頃は、階段横の窓から注ぎ込む夕日が美しい。その中を駆け下りていくのが、私は好きなのだ。

家までの帰り道、私はぼんやりと考えていた。今のところ復職は順調。ほぼ元通りに仕事はできるのだが、主治医も産業医も、そしてＴｏｍｙも「念のため、今は余裕すぎる程度の働き方でいい」と口を揃えて言うのだ。私ももう二度とあんな思いはしたくない。だから素直に従おう。

家路を急いでいると、ポケットの中の携帯電話が振動するのを感じた。取り出して確認すると、電話の主は、根本さんだった。根本さんには、無用な心配をかけたくなかったので、最近はＬＩＮＥのやりとりだけにしていた。

「お久しぶり、英輔さん」

「うん、お久しぶり。今大丈夫？」

電話の向こうの根本さんは心なしか、声がうわずっているように聞こえた。

「うん、今会社出たとこ」

「もし良かったら今から会わないか」

「えっ、今から？」

それから数十分後、私と英輔さんはお馴染みのカフェにいた。

「もう体調は大丈夫？」

「うん。ごめんね、念のためまだ会わないようにしてたけど、そろそろ会いたいなと思ってたところ」

「それは良かった。俺こそごめん。いきなりで」

それから英輔は、自分の頼んだメロンクリームソーダのチェリーを、ストローで追いかけ始めた。彼がこの仕草を見せるときは、ちょっと緊張しているときだ。

「あのさ、今度俺ね、新しいプロジェクトやろうと思ってて」

「へえ、素敵ね」

「で、ヨガのオンラインレッスンなんだけどね」

「うんうん。私結構ヨガできるよ」

そう、私はヨガにはちょっと詳しい。若い頃にはまっていたこともあって、ヨガの講師をやっていた時期もあるのだ。

「で、いきなりなんだけど、良かったら楓、うちの会社に来ない？」

「えっ」

「プロジェクトに協力してほしいなと思ってさ」

そういうことか。

「ちょっと待って。すごく魅力的に思うけど、いきなりだから」

「うん、もちろんゆっくり考えてくれていいから」

「で、そのプロジェクトもっと聞かせてくれる？」

正直まだうつ病から回復したてだし、英輔とのお茶も早めに切り上げるつもりだった。ただ久しぶりに英輔の顔を見てプロジェクトの話を聞いた瞬間に、もっと話を聞きたくなってしまったのだ。

結局喫茶店を出たのは夜9時近くになってしまった。

「おかえり、今日は遅かったわね」

「英輔さんから急に会いたいって連絡があって、お茶してたのよ」

「おお、久しぶりじゃない。どうだった？」

「うん、やっぱ会って楽しかった。ちょっと話しこんじゃった」

「そう」

あれ。私はある違和感を感じた。Ｔｏｍｙに何か覇気がない。いつもだったら「なあに、やるじゃないのお」みたいなことをいって、肘で脇腹をつついてきたりするのだ。私がうつ病になってから、多少テンションは抑えるようになったものの、今の私はほぼ元通り。Ｔｏｍｙも以前のノリで接してくれるようになった。

「あのさ」

「何」

「何かあった？」

Ｔｏｍｙは一瞬目を大きく見開いたが、すぐにいつもの表情になった。

「あーあ、やっぱばれてるわね。アナタも精神科医できるかも」

「いつもに比べて、なんだか元気がないなあって。で、何があったの？」

Ｔｏｍｙは軽くため息をついた。

「これが届いちゃってさ」

そう言いながらＴｏｍｙは一枚のＡ５ぐらいの小さな紙きれを取り出した。

私はそれをひったくって中を読んだ。

『Ｔｏｍｙ氏　レポートは全部受け付けたり。速やかに帰宅せよ』何ですか、これ」

「あっちの病院提出用のレポートが全部揃っちゃってさ。アテクシがもともといた次元に帰らなきゃいけないのよ」

「ええっ、いつ頃までこっちにいれるんですか」

「アテクシさ、今までぐうたらして、だいぶ期限伸ばし伸ばしにしてたから、もう全然猶予ないのよ。だから、今日まで」

「今日!?」

そんな。いきなりすぎる。

「ごめんなさいね。今までありがとう」

「あの、こんなときに申し訳ないんですけど」

Ｔｏｍｙがいなくなるかもと思った瞬間、寂しさと同時に、あることを思い出した。

「はい？」

「お金、ちょっと貸してましたよね」

「あ――――、もう行かなきゃ。ごめんなさいね」

次の瞬間、部屋中に煙幕が広がった。しまった、煙幕ちゃんと出せるのかよ。

数分後、視界は開けてきたが、案の定Ｔｏｍｙはもういなかった。

お金は取り返せなかったものの、急にがらんとした部屋。寂しさと、ちょっとした怒りが私の中に残された。

本当は、英輔さんの提案を報告したり、相談したりしたかったんだけどな。あのバカ。いつも一方的なんだから。私は「あのバカ、あのバカ」とつぶやきながら、とりあえずシャワーを浴びに行った。シャワー中、私はなんとなくＴｏｍｙのことばかり考えていた。いるときはちょっと厄介者だなぐらいに思っていたのに。そういえば子供の頃読んだ『ドラ◯もん』に、ドラ◯もんが急に22世紀に帰っちゃう話があったな。今の私もそんな気分かも。

私はいつもより長めにシャワーを浴び、髪を拭きながらリビングに戻った。タオルを巻こうと思ったときに、「あ、もう裸のままで大丈夫なんだ」と気がついた。本来私は大雑把で、暑いときはほぼ裸で過ごしていたのだ。

「ただいま」

Ｔｏｍｙがいた。

「あああああああああっ、ちょっとまっ」

私は叫びながら風呂場に戻った。

「なんでここにいるのよおおおおおおお」

「いや、ごめんごめん。さっきあっちの世界の院長に、『お前、お金返してないだろ、借金のあるやつはこっち帰れないんだわ』って怒られて、差し戻されちゃったのよ」

私は改めてパジャマに着替えて、戻った。

「はあ？」

「なんかそういうルールらしいのよ。だからアテクシ、こっちでバイトしてお金返すから、もうちょっとここにいさせてね」

「はあ？」

「ただで居候も悪いから、またアンタの相談に乗ってあげるわ。『お金でモヤモヤしない方法』とか教えましょうか」

Ｔｏｍｙのばかあああああああああ。

おわりに

いかがでしたでしょうか？

アテクシもそうですが、眠れないと人は余裕がなくなります。「このままだったらどうしよう」「どうしたら眠れるんだろう」どんどん悪いほうに考えてしまう。

アテクシは今回の書籍の中で、イラストレーターのカツヤマケイコさんが描いてくれたＴｏｍｙというキャラクターを最大限生かしてみようと思いました。こんなにおもしろくて、かわいいキャラが家にいて、眠れないアナタのアドバイスをしてくれたら「ああ、なんとかなるかも」と気が楽になれるかもしれない。

そう考えた瞬間に、アテクシの中のＴｏｍｙ像が生き生きとして、動き始めました。この本は今までにない、お気軽に読めて、ちょっとくすっとなって、悩みも解決する。そんな本になったと思います。アナタの快適な眠りのお供になってくれることを心よりお祈りしています。

令和五年一月

精神科医Ｔｏｍｙ

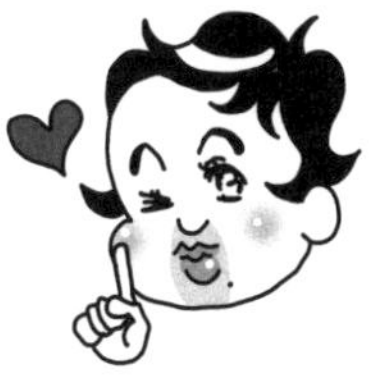

制作スタッフ
［装丁・本文デザイン］　松川直也
［イラスト］　カツヤマケイコ
［校正］　西進社

［編集長］　山口康夫
［企画・編集］　糸井優子

精神科医Tomyの心の不安を取り除いて、寝る前に気持ちをスッキリさせる魔法の言葉

2023年3月1日　初版第1刷発行

［著者］　精神科医Tomy
［発行人］　山口康夫
［発行］　株式会社エムディエヌコーポレーション
〒101-0051　東京都千代田区神田神保町一丁目105番地
https://books.MdN.co.jp/
［発売］　株式会社インプレス
〒101-0051　東京都千代田区神田神保町一丁目105番地
［印刷・製本］　シナノ書籍印刷株式会社

Printed in Japan

【カスタマーセンター】
造本には万全を期しておりますが、万一、落丁・乱丁などがございましたら、送料小社負担にてお取り替えいたします。お手数ですが、カスタマーセンターまでご返送ください。

【落丁・乱丁本などのご返送先】
〒101-0051　東京都千代田区神田神保町一丁目105番地
株式会社エムディエヌコーポレーション カスタマーセンター
TEL：03-4334-2915

【内容に関するお問い合わせ先】
info@MdN.co.jp

【書店・販売店のご注文受付】
株式会社インプレス　受注センター
TEL：048-449-8040／FAX：048-449-8041

ISBN978-4-295-20482-4 C0095